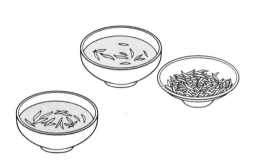

女生养生养颜指南

中医原山 著

SPM 南方出版传媒

广东科技出版社 | 全国优秀出版社

· 广州 ·

图书在版编目（ＣＩＰ）数据

女生养颜指南 / 中医原山著 . —广州：广东科技
出版社，2021.11

ISBN 978-7-5359-7767-0

Ⅰ.①女… Ⅱ.①中… Ⅲ.①女性—养生（中医）—指
南 Ⅳ.① R212-62

中国版本图书馆 CIP 数据核字（2021）第 213238 号

女生养颜指南
NÜSHENG YANGYAN ZHINAN

出 版 人：严奉强
责任编辑：李 杨 杜怡枫
装帧设计：罗栋青
责任校对：李云柯
责任印制：彭海波
出版发行：广东科学技术出版社
　　　　　（广州市环市东路水荫路 11 号　邮政编码：510075）
销售热线：020-37607413
http：//www.gdstp.com.cn
E-mail：gdkjbw@nfcb.com.cn
经　　销：广东新华发行集团股份有限公司
印　　刷：北京世纪恒宇印刷有限公司
规　　格：880mm×1230mm　1/32　印张 6.75　字数 108 千
版　　次：2021 年 11 月第 1 版
　　　　　2021 年 11 月第 1 次印刷
定　　价：52.00 元

自序

　　人体的衰老是一个自然的过程。随着年龄的增长，人体的五脏六腑机能会逐渐衰退，皮肤衰老，体形、精力、思维能力逐渐变差是必然的过程，但我们可以通过一些中医养生方法，使体内气血、津液能够维持在一个相对平衡的状态，从而起到延缓衰老、养颜美容的作用。

　　中医讲究平衡。身体的状态、面部肌肤的润泽，都有赖于全身气血、津液的供养。虚则补其不足，实则泻其多余。补气养血常用的中药，比如人参、黄芪等，有补虚的作用，大多有美容养颜的功效。但是如果体内是气血瘀滞、痰湿瘀浊等情况，有时候就需要使用桃仁、红花、山楂、陈皮等药物来调理气血、化瘀祛湿。所以，盲目使用补药，有时候反而容易阻滞经络，导致湿邪内生，不利于身体的代谢平衡。

把五脏六腑调理好，我们的身体会更加健康。那什么是五脏六腑呢？五脏六腑统指人体内的各种器官。"脏"是指心、肝、脾、肺、肾五脏；"腑"是指小肠、胆、胃、大肠、膀胱，分别和五脏相对应，另外将人体的胸腔和腹腔分为上焦、中焦、下焦，统称为三焦，是第六个腑。根据《黄帝内经》中有关人体的记载，可以发现，它将人的生命周期以 7 年为一个阶段来进行划分。当人体处于不同的周期内，人的五脏六腑是处于气血盛衰的不同状态。因此，不同的阶段，在精神、物质、起居、运动等调养方面自然存在不同的方式。

举个简单的例子，比如脾主运化，首先是运化水谷。水谷，泛指各种食物。运化水谷，指脾对食物的消化、吸收、布散、转化等作用和一系列生命过程。所以人体必须依赖于脾的运化，才能把饮食水谷转化成可以被人体利用的精微物质。同样，也要靠脾的转输，才能将这些精微物质输送到各脏腑组织器官，使其发挥正常的生理功能。如《素问·经脉别论》所说"饮入于胃，游溢精气，上输于脾，脾气散精，上归于肺，通调水道"，说明营养物质的吸收，全赖于脾的转输才能布达于全身。而脾的这种生理功能，也是《素问·厥论》所说的"脾主为胃行其津液者也"。其次脾还要运化水液，这是指脾对水液的吸收、转输和布散功能，同样是脾主运化的重要组成部分。脾运化水液的功能包括两个方面：一是摄入人体内的水液，需经过脾的运化转输，气化成津液，通过心肺到达周身脏腑组织器官，发挥其濡养、滋润作用；二是代谢后的水液及某些废物，也要经过脾转输至肺、肾，通过肺、肾的气化作用，化为汗、尿等排出体外，维持人体水液代谢的协调平衡。

食物是人体生命活动中的主要物质来源，既有充饥之功，又具有一定的治病养生作用。我们在日常生活中应该注意饮食调养，并且适当运动，增强体质。此外，还要注重心神内敛，维持精神的内在平衡。以上是养生防衰老的重要基础。

中医养生有四大原则：顺应自然、形神共养、保精护肾、调养脾胃。这四个原则是中医养生的根本，也是这本书的核心内容。在中医看来，未病预防比生病再求医更为重要。从日常生活中的一点一滴做起，你会发现，养生其实很简单。

目录

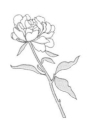

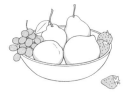

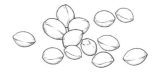

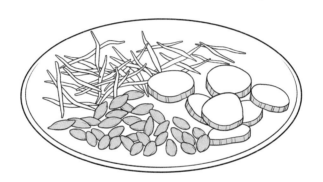

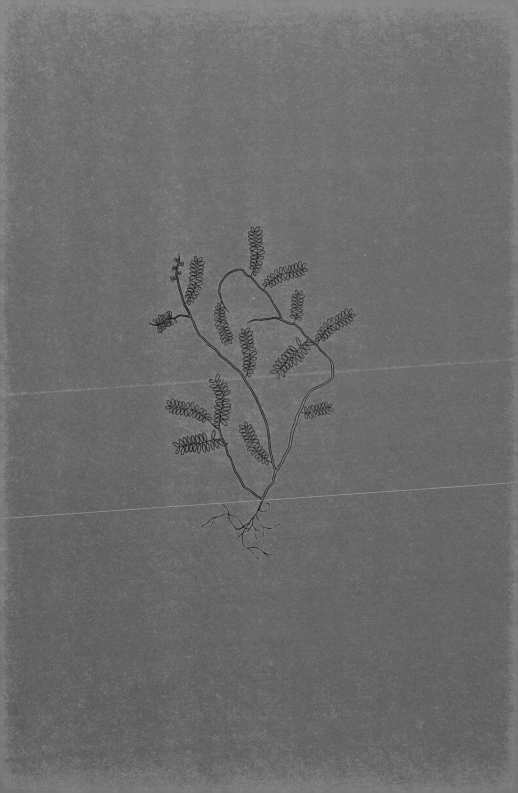

01

第一章

疏肝理气，心情愉悦

　　一个人的情绪和容颜与肝的藏血功能、体内血液的调节功能、疏泄全身的气机功能有关。心情舒畅时，人的血液才会流畅；当皮肤的血液供应充足，便会容光焕发，神采奕奕。

养肝的基本知识

　　肝脏如果有了问题，会直接反映在我们的容颜上。比如，肝郁会影响健康，继而影响我们的气色和颜值。

　　引起肝郁气滞的原因有很多，大部分原因与人的心理是分不开的，一个人的精神受到刺激或者经常处于抑郁状态，对肝脏的损伤都是很大的。

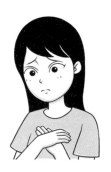

● 肝郁的症状表现

有肝郁气滞症状的人通常都不会太胖。他们的胁肋部——肋骨的两侧或者小腹部的两侧以及乳房都容易出现胀痛，还会伴有胸闷、心慌、失眠、容易受到惊吓等症状。他们总是喜欢无缘无故地叹气，觉得只有叹一下气，胸部、腹部才会比较舒服。

● 怎样养护肝脏

肝脏是人体中比较脆弱的器官，如果保养不当，就容易引发一系列的健康问题。在养护肝脏方面，应注意以下几点：

❶ 养护肝脏的首要任务是保证充足的睡眠

肝脏对人体的修复功能是在熟睡的过程中进行的。如果经常熬夜，不能按时睡觉，极容易使肝脏藏血不足，继而影响身体内气血津液的运行。而原本肝就不好的朋友，在睡眠方面更是马虎不得，要好好睡觉。

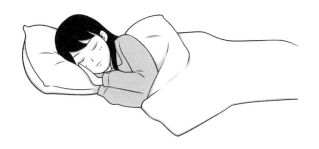

❷ 生气伤肝，因此保持平和的心态极其重要

肝脏最忌讳脾气暴躁。肝脏担负着身体的疏泄功能，如果经常处于情绪暴躁的状态，就容易使肝脏受损，使肝脏不能正常地进行工作，也会让身体的血液受到损害。

大怒伤肝。肝脏不好的人千万不要生气，大怒之后会导致肝气上逆，肝火上炎，出现上火、脸红、大热、出血等症状。因而要想养肝、护肝，一定要保持平和的心态，这样才能保证身体状态的稳定。

❸ 多吃养肝护肝的食物

肝主藏血，主疏泄，能调节血液流量，调畅全身气机，使气血平和。面部血液运行充足，就会让人面色红润有光泽。但如果肝主疏泄的功能失职，气机不调，血液运行不畅，血液在面部瘀滞，就会使面色发青或出现黄褐斑。

调理肝脏失调，中医提倡喝银杞菊花粥。

做法：银耳、菊花各 10 克，枸杞子 10 粒，糯米 60 克。洗净，同时放入锅内，加适量水煮成粥，粥熟后调入适量蜂蜜服食。常喝此粥有养肝、补血、明目、润肤、祛斑、增白等功效。

肝的调理养护方

❶ 秋季肝胆火热，易失眠，可以自制清肝茶进行调理

肝胆火热容易导致失眠。许多女生平时喜欢油腻辛辣的食物，殊不知这会让肝胆负担过重，导致口苦、烦躁、失眠。这

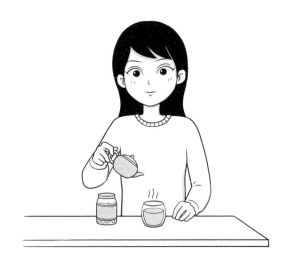

就需要"清肝"。现教你自制一款简单的清肝茶：菊花决明子茶。取杭菊花 12 克，决明子 20 克，加入沸水冲泡，闷 3 ~ 5 分钟后即可饮用。菊花散风清热、解毒，决明子清肝明目、润肠通便。肝胆调理好了，失眠自然就缓解了。

❷ 一招教你排毒祛痘

肤色暗黄、长痘，多半是因为熬夜使肝胆的毒素排不出去，外发到皮表所致。所以，一定要尽可能不熬夜。可以试试下面这个祛痘小方子。取积雪草 5 克，甘草 5 克，母菊 3 克，地黄 3 克，磨成粉，和水制成面膜使用。积雪草清热解毒、利

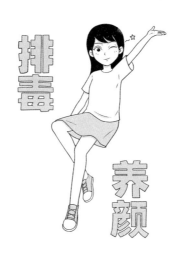

湿消肿，有消炎、抗过敏的作用。甘草可对抗皮肤过敏，母菊可以消炎和抑制痘痘。每周使用 2 ~ 3 次，可使皮肤光滑，告别熬夜导致冒出的痘痘。

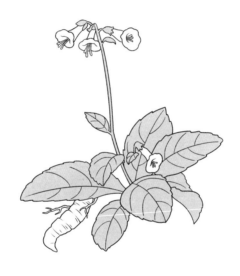

地黄

❸ 一个小方子，有效缓解上火

内热过盛会导致牙痛。有人吃颗瓜子就牙痛，讲两句话就口干舌燥……"上火"在中医里是内热过盛的表现，时常伴有眼睛红肿、小便赤黄、咽喉肿痛等症状。教你一个"医圣"张仲景的小方子：取罗汉果15克，胖大海2枚，莲子心2克，车前草5克，菊花5克，决明子5克，枇杷叶5克装入茶包，用热水冲泡饮用。罗汉果性凉味甘，搭配胖大海、菊花可以清热去火，缓解内热过盛的症状。

❹ 黑眼圈、脸色发黑，需要疏肝理气

女生经常生气会出现黑眼圈、粉刺、面色发黑等症状。中医认为，怒伤肝，生气会损害肝脏，当出现这些症状时就要引起重视，悉心调理。给你一个疏肝理气的小方子：取玫瑰花5克，茉莉花3克，枸杞子2克，沸水冲泡饮用。玫瑰花中特有的单宁酸和维生素能缓解疲劳、缓和肠胃神经。女性每天来一杯，可疏肝理气，赶走烦闷。

❺ 疏肝解郁玫瑰花茶，养颜担当

皮肤干燥、面色发黄，用什么样的护肤品都没效果，那是因为面色要从内部调理。中医认为肝脏储藏了身体的血

液，肝气运行若受阻，面部得不到血液的滋养，面色就会变差。教你一个由内调理的养颜方法：取玫瑰花、茉莉花各5朵冲泡饮用。玫瑰花疏肝解郁，可以消除色素沉着。茉莉花理气和中。坚持每天饮用，便会由内而外自然美白。

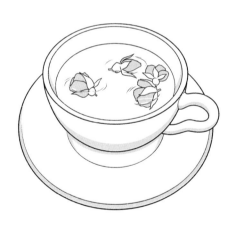

玫瑰花茶

·美颜笔记·

·美颜笔记·

记录能让
你悄悄变美的
小知识

· 美颜笔记 ·

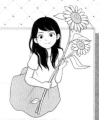

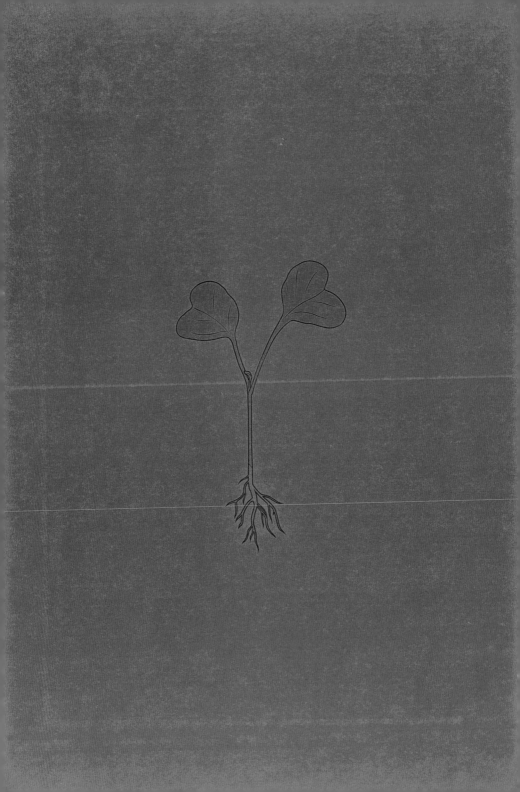

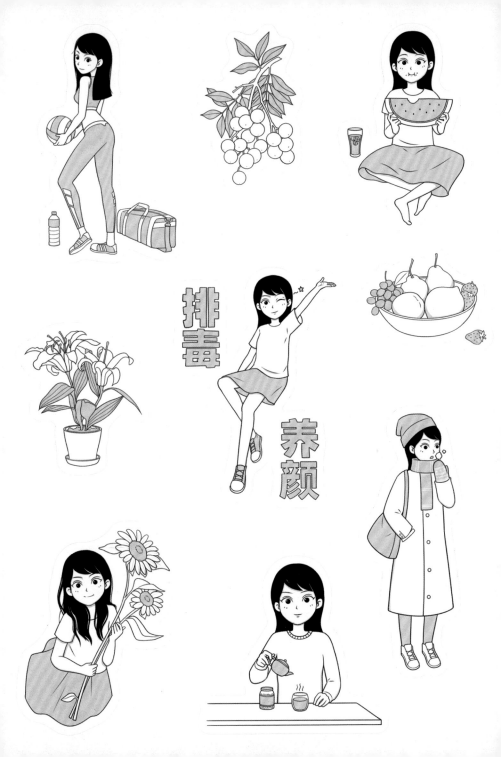

排毒

养颜

第二章

养心安神，驻颜有方

孔子说"仁者寿"，中国人养生的最高境界是养心安神，而养心安神最重要的就是要平心静气。常保持心态平和的人五脏淳厚，气血匀和，阴平阳秘，所以能健康长寿。

养心的基本知识

养生就是修身、养心，让心神回归本位。所以，养生的最高境界是养心安神，达到这个境界的养生，也就是修行。

心神安宁的人，精气日益充实，身体就健康；心神躁动的人则容易衰老。所以我们日常最重要的就是要做到平心静气，调节好自己的情绪。

很多人身体失调，其根本原因是自己的情志不能调适，有很多问题想不开，于是导致气机紊乱，最终让身体失调了。此时，虽然吃药可以暂时解决问题，但是，因为情志没有调整过来，致病的根源还在，结果没过多久，病又复发了。这是因情绪而导致的心病，所以还要用心药来医，而这个心药，就是养心。

怎样养心？除了多看圣贤书，多交善良的朋友，可以试试以下方法。

● 静坐可以养心

心气不足的人容易悲和哀。心理上的煎熬，需调心养气来缓解。

中医除了用药之外还有其他方法可以调解人的喜、怒、哀、乐。

中医认为，红为火，入心，有补血益气、滋养心气的功效。现代研究发现，红色食物富含花青素、茄红素、辣椒红素、血红素铁等成分，常吃对心脏有益。如红枣、枸杞子等，都有补益心气的功能。

静坐也是一种调心养气的好方法。我国历代的医、儒、道诸门养生家无不重视静坐，静坐可以降虚火、浮火，是比较理想和有效的养生保健之法。

● 养心神就要好好睡觉

❶ 你晚上几点入睡

9 点睡，不会老；10 点睡，保护脑；11 点睡，头发掉；12

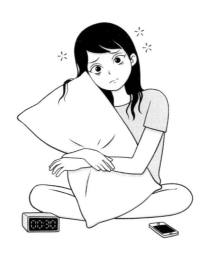

点睡，寿命少；1 点睡，吃毒药；2 点睡，像挨刀。你不妨看看，自己是几点入睡的呢？

❷ 睡前两步，安神助眠

　　加班到半夜才回家，好不容易可以躺下休息了，却怎么也睡不着。中医认为，营卫失和、阴阳失调就会造成失眠。酸枣仁有宁心助眠的功效，《金匮要略》中记载，酸枣仁可以治虚劳虚烦，不得眠。现代社会以脑力劳动为主，思虑疲倦太过，容易伤及心脾，心脾两虚的患者可以采用归脾汤缓解：取生黄芪 15 克，党参 10 克，炒白术 10 克，茯神 15 克，当归 15 克，龙眼肉 15 克，酸枣仁 15 克，远志 12 克煮水，睡前喝一杯，搭配按摩神门穴（位于掌心面的手腕横纹上方），可以有效缓解失眠。

❸ 睡前大脑兴奋，用这个方调理

有些人睡觉前大脑总是过于兴奋、难以入睡，早上醒来头昏昏沉沉、气色差。俗话说，"一夜不睡，十日难补"。推荐一款东汉沿用至今的经典名方——酸枣仁汤的加减小方：取炒过的酸枣仁 15 克，茯苓 6 克，甘草 3 克，百合 6 克再加夜交藤 20 克，栀子 10 克研磨成粉，装入茶包，每日睡前饮用。此方可以养血安神，改善睡前烦躁，让你安安心心地睡个好觉。

❹ 心神不宁的焦虑型失眠，可以喝安神养心汤

心里老有记挂的事，想到两三点都睡不着？这是心神不宁引发的焦虑型失眠。阴虚火旺者，治以滋阴降火，交通心肾。可以用黄连阿胶汤治疗失眠症状。取黄连 12 克，黄芩 6 克，芍药 6 克，鸡子黄 2 枚，阿胶 9 克用水煎服，坚持服用 1 个月，会有好转。

❺ 早醒比失眠更可怕

早醒比失眠更可怕。总在夜里 11 点到凌晨 1 点醒，可能是胆出了问题；在凌晨 1 点到 3 点醒来，可能是肝火郁结；在凌晨 3 点到 5 点醒来，是肺气不足。想要睡个好觉，可以取合欢皮 30 克，柴胡 10 克，香附 10 克用水煎服，每天睡前喝一杯，能有效缓解失眠，让你一觉睡到天亮。

❻ 熬夜损伤的元气怎么补

熬夜损伤的元气该怎么补？我们的五脏对应不同颜色的食物，红色入心、黑色入肾、绿色入肝、白色入肺、黄色入脾。补肾益肾应选黑芝麻、黑豆、黑小麦等黑色食物，可研磨成粉每天食用。《神农本草经》中提到，黑芝麻补肝肾、益精血、润肠燥；黑豆健脾利湿，每天食用，可以滋补身体，补肾益气，延缓衰老，延年长寿。

别让情绪影响你的容颜

情绪的好坏，直接决定一个女生的容颜。中医学审美讲究内心的修炼，最关键在精、气、神和阴阳的平衡。

一个内心狂躁不安的人，破坏了身体的阴阳平衡，使气血失调，反映到脸上，气色就会变得难看。

纯粹的美，需要女性从内心修养开始，以恬淡、开阔、包容的心态处世。

内心修炼到位，体内阴阳才能平衡，有了这些基础，再在日常饮食、起居等方面多注意，就可以达到"形神俱美"的状态。

女性的气血充盈，表现在外就是容光焕发。通常健康的人都是阴阳平衡、脏腑气血旺盛的。这是在先天禀赋良好的基础上，又做到了后天调养得当。

即使相貌平平的女性，通过滋阴养颜、益气补血，一样能成为人见人爱的美女。

精气神足，眼睛才会明亮有神

女性的精、气、神充足，双目才会炯炯有神，闪耀智慧的光芒。女性要像呵护自己的脸一样呵护自己的眼睛，使双眸更加明亮、有神采。

女性到了一定的年龄，眼结膜上会出现薄薄的脂肪堆积，眼球变得混浊不清，这是肝肾气血不足，不能供给双眼营养导致的。

菊花可以疏散风热、清肝明目、清热解毒。疏散风热多用黄菊花，清肝明目多用白菊花，清热解毒多用野菊花，与枸杞子同用效果更佳。枸杞子性平、味甘，补益肾气，养肝明目，可以增进视力。决明子性寒，也有清热明目的作用，可以用来缓解眼睛红肿、昏花，还能滋养皮肤，令其湿润有光泽。

此外，绿茶既可以利尿、解乏、抗衰老，也可以降脂、降血压，配合枸杞子、菊花、决明子，还能有效保护眼睛，防辐射。

心气反映在容颜上

有一个女性朋友，家境优渥，生活幸福，人见人爱。但有段时间，脸上突然就没有了光泽，颧骨处还出现了淡淡的暗赤色斑点，毛孔也开始变大。月经来的那几天，她腰酸背痛，心烦气躁。简单分析原因，这是由于其最近心气不足引起的。

心气旺盛，气血充盈，面部才能红润有光泽。因而有"心主血脉""其华在面"的说法。

中医说"心气虚则悲"，这是因为心气不足容易导致情绪低落，如果不加以重视，还会逐渐发展为对任何事情都提不起兴趣，无精打采。

中医还有"喜则伤心"的说法。这里的"喜"是指欢喜过度，因而会费心神，耗伤心气。

火旺扰动心神，便会牵动脸色。性情急躁，常常心烦易怒的女性可以通过静心养神，放松心情，再配合美容养颜的小方子来调理。

《黄帝内经》中说："恬淡虚无，真气从之，精神内守，病安从来。"简单来说：只有保持安静和谐的精神状态才可以少得病、不得病，身体健康。

● 中医调养情绪的 3 个方子

❶ 甘麦大枣汤

总是情绪低落、精神恍惚、烦躁易怒的女性，是属于肝血亏虚，可以试试甘麦大枣汤。做法：准备浮小麦 100 克，大枣 10 枚，炙甘草 10 克，水煮炙甘草，取其汁再煮浮小麦、大枣，先用武火煮，沸腾后用文火煨至小麦烂熟就可以了。

❷ 逍遥丸

出现两胁下胀痛或恶心呕吐、食欲减退、精神抑郁等症状，多半是由于肝郁、血虚、脾弱所引起的。可以遵医嘱适量服用逍遥丸。

❸ 补气解郁茶

皮肤好坏与脏腑的气血相关，气血瘀滞就容易长斑显老，气血调和，皮肤才会润泽。

补气解郁茶堪称"逆龄法宝"，可以试一下。准备以下材料：

西洋参 5 片。西洋参补而不燥，尤其对阴虚火旺的人有好处。

枸杞子 15 粒。枸杞子入肝肾经，能滋补肝肾。

玫瑰花 2 朵。玫瑰花偏温，能行气解郁、活血散瘀。

罗汉果 2 小块。罗汉果性偏凉，有润肺、清咽、润肠的功效。

将这些材料每天用热水冲泡饮用，但女性经期尽量少饮。

除了服用这些方子，心胸开阔一些也很重要。是枝裕和的电影《比海更深》里有一句经典的台词："不豁达一点永远得不到真正的幸福。"心胸豁达的人可以营造和睦的家庭气氛，获得亲密的朋友关系，给家人和朋友带来快乐。

周末多出去转转，走出小天地，融入大自然，放松眼睛，开阔心胸。

在日常生活中，也要多做深呼吸，缓解紧张情绪。听听舒缓的经典钢琴曲，胜过好医生。

养心安心不能错过的食物

● 懂得养心，才能驻颜

现在的人生活压力过大，伤身又伤心，神经时常处在一种紧张的状态中。一些人看上去脸色就不好，精神状态也不佳，这就需要赶紧从养神和养心做起。

如果一个女人不会养心，就如同一个愚昧的园丁，只想着枝繁叶茂，却不懂如何浇灌和滋养植物的根部。脸是一个人的招牌，养颜不仅要养其形，还要养其神。

心主神明，其华在面，从心入手，我们才能开始真正的养颜。当心血不足的时候，脸色就会看起来苍白、没有光泽，即使用再好的化妆品，也只是浮于表面，而真正能够让人们爱慕的是由内而外散发的自然美。

- **可以安心的食物**

❶ 黄豆

黄豆中含有人体必需的多种氨基酸和不饱和脂肪酸，能促进体内脂肪和胆固醇代谢，保持心血管通畅。

❷ 胡萝卜和菠菜

菠菜中富含叶酸。有研究表明，服用叶酸可以降低 25% 罹患心脏病的风险。而胡萝卜中的胡萝卜素可以转化成维生素 A，能保持人体血管畅通。

❸ 黑芝麻

黑芝麻中含有丰富的维生素 E，可以很好地维持血管壁的弹性。另外还含有丰富的 α - 亚麻酸，也能起到降血压、防止血栓形成的作用。

吃对食物，有益健康

由于饮食不规律、工作量大、用脑过度等原因，许多女性一天工作下来，总是感到身心疲惫。其实，可以通过饮食来调整这种状态。一起来看看你应该吃些什么。

● 脑疲劳吃坚果

用脑比较多的人可以在上午 10 点或者下午 3 点左右吃一把核桃仁、开心果、杏仁等坚果。坚果类食物含有丰富的卵磷脂、维生素及微量元素，可以很好地修复脑力。此外还应该注意劳逸结合，工作 1 个小时就起来走动一下，放松神经。

- **养胃多吃小米**

中医认为，小米有清热解渴、健胃除湿、和胃安眠等功效。饮食不规律或暴饮暴食，都容易让胃受伤，可以喝点小米粥，开胃又养胃。

- **养眼多吃枸杞子**

吃枸杞子可以保护视神经不受损。想充分发挥枸杞子的护眼功效，最简单的方法就是直接将枸杞子嚼烂了吃下去，一般每天吃 10 颗左右比较合适。

- **养心多吃红豆**

因生活和工作压力过大，导致心力交瘁的人，可以多吃红豆。红豆养心，能清心火，也能补心血。红豆的粗纤维物质丰富，有助于降血脂、降血压、改善心脏活动；又富含铁元素，能行气补血，非常适合心血不足的女性食用。

● 身体疲劳多吃香蕉

香蕉富含钾元素，可以有效缓解身体疲劳，而且钾元素可以排除身体中多余的盐分，使本来肿胀的肢体，比如腿，能变得清瘦一些。

养心的日常饮食方

● 多吃蔬菜水果

研究表明，多吃果蔬能降低患心脏病的风险，因为许多水果中富含维生素、叶酸、纤维素和多种抗氧化物质，能够减少氧化反应对血管的损伤，增加血管的扩张力，保持血管的畅通。心脏最爱"吃"的果蔬有以下几种：

番茄：富含番茄红素，有助于减少心脏病发作；

菠菜：含叶黄素等抗氧化物，可防止血管阻塞；

石榴：含有多种氨基酸和微量元素，能软化血管，降血脂、血糖、胆固醇等；

西兰花：含类黄酮物质，对高血压、心脏病有预防作用；

辣椒：维生素 C 含量比橙子和柠檬更高，可减缓心肌细胞老化，维持心血管健康。

● 每天 1 杯绿茶

每天饮 1 杯绿茶对心脏大有裨益。绿茶中含有丰富的儿茶素，可增强血管的柔韧性和弹性，能有效降低胆固醇和软化血管，从而降低患心脏病、脑卒中的风险。

● 少吃盐

减少盐的摄入量可能使患心脏病的风险降低 40%。一个成年人，盐的摄入量应控制在每天 5 克左右，但也要防止出现低钠血症。

● 补心益气的食物

❶ 百合

百合入心经，性微寒，能清心除烦，宁心安神。百合还富含黏液质及维生素，对皮肤细胞新陈代谢有益。常食百合，有一定的美容作用。

百合鲫鱼汤

食材：百合 250 克，鲫鱼 800 克，香油、胡椒粉、精盐适量。

做法：①将鲫鱼去鳞、内脏、鳃。洗净，用香油炸至金黄色，加水、精盐煮烂。

②加百合煨 30 分钟，撒上胡椒粉即可。

功效：具有益气健脾、清心泻火、滋阴润肺的功效。

❷ 胡萝卜

胡萝卜含有丰富的维生素 A，可以防癌，清除体内自由基。研究发现，胡萝卜中的胡萝卜素具有消炎、杀菌功效，能增强女性月经期间肌体的抵抗力，预防细菌感染。

芦笋胡萝卜汁

食材：芦笋、胡萝卜适量。

做法：将芦笋洗净，去除老根，切成小段。胡萝卜洗净，去皮，然后切成条状；将芦笋、胡萝卜放入榨汁机中，加入冷开水搅打均匀，倒入杯中，加冰块调匀即可。

功效：芦笋的蛋白质、多种维生素和矿物质含量都优于普通蔬菜，在西方被誉为"十大名菜"之一。芦笋被营养学家认为是健康食品和全面的抗癌食品。芦笋和胡萝卜都有降低血压、保护心脏的功效，对肥胖者也比较有利。

❸ 桂圆

桂圆性平、味甘，入心经、肝经、脾经、肾经，具有益气补血、安神定志、养血等功效。

桂圆含葡萄糖、蔗糖和维生素 A、维生素 B 族等多种营养素以及较多的蛋白质、脂肪和多种矿物质，是珍贵的滋养强化剂。桂圆能改善心血管循环，安定精神状况，纾解压力和紧张，对劳心者更有效。

❹ 莲子

莲子性平、味甘，具有补脾止泻、益肾固精、养心安神等功效。莲子中的钙、磷和钾等元素含量非常丰富，还含有其他多种维生素、微量元素以及荷叶碱、金丝草苷等物质。莲子心味道虽苦，却可以强心，能扩张外周血管，降低血压。

莲子枣仁桂圆汤

材料：去心莲子 20 个，桂圆肉 10 个，沙榄仁 20 个（可不放），酸枣仁 9 克，冰糖适量（3 ~ 4 人份）。

做法：全部材料分别洗净，稍浸泡，一起放进砂煲内，加入适量清水，大火煮沸后转小火煲至莲子软化，加入少许冰糖煮融关火便可（如果想要去心火，可以选择带心的莲子）。

功效：汤中的莲子、桂圆肉、酸枣仁均为养心的中药，莲子还能健脾胃、养容颜，桂圆肉亦能养血理气，酸枣仁又能安神，一起熬成汤能养心、宁神、益智。

❺ 苹果

苹果性平，可以补心养气、生津止渴、健脾胃。红苹果降低血脂、软化血管的功效更强，可以保护心脑血管健康。

❻ 核桃仁

核桃仁有补气养血的功效，还含有大量维生素 E，经常食用可以滋润肌肤，让头发变黑。当感到疲劳时，吃点核桃仁，可以缓解疲劳和压力。

● **养心保健方**

❶ 大笑能促进血液流动，有益心脏健康

研究发现，看幽默搞笑的影视剧会使人的血管扩张，而观看悲剧则会使人的血管收缩。欢笑可以释放压力，保护血管内壁，让血液循环更顺畅。因此，想要让心脏时刻保持活力，就要保持心情开朗，笑口常开。

❷ 每天散步半个小时

有规律地锻炼有助于心脏的泵血功能和抗衰老，因此，每天散步半个小时，很有必要。

❸ 减少生活压力

心理压力不仅影响睡眠，还不利于心血管健康，因此要学会给自己减压。

❹ 日照 30 分钟

阳光可促进人体代谢，降低血中胆固醇水平，可补充更多钙质。每天晒太阳 30 分钟，能帮助人们摆脱消极情绪，振奋精神，从而保护心脏。

· 美颜笔记 ·

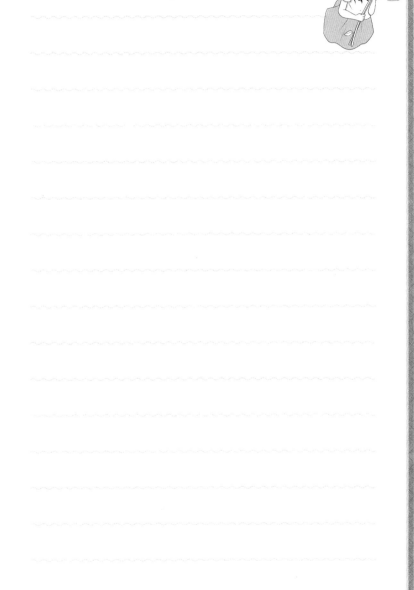

· 美颜笔记 ·

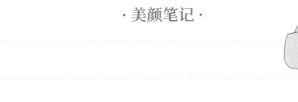

·美颜笔记·

03

第三章

养脾养胃，祛湿有招

脾胃为气血生化之源、后天之本，养脾胃就是养气血，因为脾胃化五谷为气血，供养我们的精、气、神。

养脾胃的基本知识

脾胃为气血生化之源、后天之本，养脾胃就是养气血，因为脾胃化五谷为气血，供养我们的精、气、神。

"五七，阳明脉衰，面始焦，发始堕。"

——《黄帝内经·素问·上古天真论》

35 岁的女人阳明脉开始衰弱，出现面色发黄、脱发的情况。而阳明脉就是我们的胃经和大肠经。可见，这时候的衰老多因胃经和大肠经衰弱造成。人的肠胃好，能吃饭，又能够消化吸收，则脏腑的功能就能维持正常，人也就不容易衰老。反之，肠胃不好，脏腑气血不足，人就会迅速衰老。

所谓阳明脉衰，第一，指的是足阳明胃经，因此一定要把胃保护好；第二，指手阳明大肠经，因此要保持大肠化腐朽为神奇的能力，还有将腐朽正常排出的能力。把阳明脉照顾好了，脸色就不会难看。

● 脾胃不好的主要表现

脾胃不好，会导致脸色发黄。如果有段时间观察到自己的脸色暗淡发黄，可能是脾虚的问题，主要表现为没胃口、饭后肚子胀气、吃进去的东西感觉不消化等。

脾胃不好，表现在嘴唇上就是双唇无血色和干燥。《黄帝内经》中说，"口唇者，脾之官也""脾开窍于口"，即脾胃有问题会表现在嘴唇上。最适合你的唇膏色号，也比不上有一副好脾胃。女性永远都要记得内养。

脾胃有问题，睡觉时还会流口水。《黄帝内经》中说"脾主涎"，这个涎就是口水的意思。一个人的脾气充足，涎液才能正常传输，帮助我们吞咽和消化，不会溢出。一旦脾气虚弱，睡觉时就会不自觉地流口水。这时，就需要从健脾入手进行调理了。

补脾最好的肉就是牛肉，而且是黄牛肉。黄牛肉加黄芪炖成牛肉汤，然后像焖大米一样把小米焖好，用勺子把小米饭杵得黏烂，浇点牛肉汤汁一起吃，效果更好。

脾气虚的人，还应注意不要过度疲劳。

吃东西要顺应季节

　　自然界的规律是春生、夏长、秋收、冬藏，人的身体也是如此。夏天的时候，阳气在体表，所以毛孔也张开了，流的汗也多了；冬天的时候阳气闭藏在体内，身体也会密切配合我们御寒，所以体表的毛孔会闭合。

　　事实上，夏天，当阳气在体表的时候，人体的内部，尤其是肠胃，是虚寒的。一方面是由于体内的阳气少了；另一方面由于人在夏天的时候更喜欢吃生冷寒凉的食物，比如西瓜、桃子、梨等，喝水也喜欢喝凉的。在吃这些寒凉食品的时候，也把寒气送进了我们本来就不温热的肠胃。肠胃一旦受寒，身体就会出现相应症状。所以，夏天拉肚子的人往往比冬天多。

　　肠胃受寒应该怎么办？应该温暖它。姜是辛温的，正好可以温暖肠胃，帮助我们及时排出肠胃中的寒气，恢复消化系统的活力。

　　吃姜还有一个好处，因为它是辛温发散的，所以姜有发汗的功效。夏天出汗，非常有必要！如果吃一些姜，一方面温暖肠胃，另一方面辛温发散，就像是由外而内地给人体进行彻底的排湿排毒。

　　冬天适合多吃萝卜。冬天比较冷，所以我们习惯吃一些

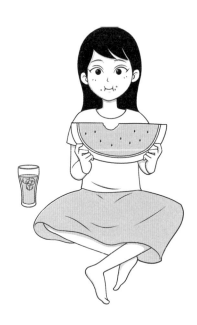

温热的食物以抵挡寒冷的天气，比如火锅、烤羊肉、炖羊脊椎骨（羊蝎子），都是冬日里人们的最爱。我们的身体从深秋开始，包括整个冬季，一直到仲春，都是裹得严严实实的。冬主藏，冬天人的运动量相对较少。运动少，毛孔闭塞，加上吃的东西热性大，那这股热就容易滞留在体内，出不来。所以大多数人身体是属于实热壅滞型的。萝卜性寒，可以润肺、通心气、疏通肝气，是行气的佳品。吃点萝卜，清一清壅滞之热，同时让气在身体里运行起来。给自己通通气，保证来年的春天身体不会有大的问题。萝卜产于深秋初冬，可以储藏一个冬天，而我们在这个时节吃萝卜也是最保健的。大自然什么时候给我们，我们就什么时候吃，这叫作"应季"，顺应自然，合于自然之道。

需要注意的是，对于进补的人，如果正在吃人参之类补气益气的东西，就不要同时吃萝卜了。因为萝卜行气，这个时候吃它好比给车胎充了气又放掉，你的进补计划就前功尽弃了。

养好脾，脸才漂亮

有句顺口溜说"脾胃好不好，脸上见分晓"。脾胃的状况会影响皮肤的外在表现。如果把人体比作一棵大树，"脾"就相当于树根，"皮肤"就相当于树叶，根深才能叶茂。所以，脾胃不好的人，从皮肤上就能看出来。

● 脾虚，皮肤营养少：斑点、面色晦暗

脾主运化，负责食物的消化、吸收和运输。脾气充盛，才能有效行使运化功能，人体才能均衡吸收营养。

一旦脾虚，食物中的水谷精微就不能有效地化生为精气、血液输送到我们的皮肤，皮肤得不到足够的营养就会生斑、面色晦暗。同时脾也主四肢、肌肉，脾虚就会出现皮肤松弛、皮肤缺乏弹性等现象。

● 脾虚，皮肤衰老早：皱纹早生、长斑

女性到了 35 岁，阳明经的经气开始衰弱，从而出现面色萎黄、头发脱落、皱纹早生、长斑等衰老症状。

阳明经为什么这么重要呢？

首先，足阳明胃经连接脾胃脏腑的经络，经气衰弱则脾胃的功能也会下降。

其次，阳明经起于我们的瞳孔正下方，往下走到口角，再从腮部沿着面颊往上走，直到额头，它基本上覆盖了我们整张脸，所以它的经气不足会影响脸部皮肤。早在 2000 多年前，古人就意识到了"脾虚致皮肤衰老"的道理。

● 脾虚，皮肤代谢慢：色斑、萎黄

《难经·四十二难》中说："（脾）主裹血，温五脏。"

脾胃调和，才能血气充盈、血行畅通，进而上荣于面，光彩照人。

脾功能失常，皮肤的营养补充和新陈代谢就会受到拖累，

皮肤深层的毒素和垃圾排不出来，就会堵塞毛孔，进而阻碍有效成分的吸收。人体内淤积大量毒素，皮肤色斑、萎黄等问题就会层出不穷。

❶ 喝小米粥调节脾胃平衡

中医认为"饮食自倍，肠胃乃伤"，饮食无节制，久而久之会引起肠胃疾病。除此之外，饥一顿饱一顿、吃得过于辛辣油腻或贪恋甜食都会影响脾胃的吸收、消化。

对于因为饮食不当导致脾胃不和的人群，可以通过饮食调节来恢复脾胃的平衡，其中小米粥是不错的选择。

《本草纲目》中记载小米"治反胃热痢，煮粥食，益丹田，补虚损，开肠胃"。小米还可以搭配南瓜、红枣、山药等食材煮粥，不但能丰富营养、增进口感，还具有健脾胃、养皮肤的功效。

❷ 不熬夜

熬夜也会影响脾胃功能，暗耗脾胃的气血，导致脾胃虚弱，皮肤发黄。皮肤发黄的原因正是身体血液的运行和分布不足，是脾胃虚的表现。

因此，一定要作息规律，切勿长期熬夜，并在日常生活中多吃一些新鲜的水果蔬菜。坚持一段时间，就可以慢慢缓解脾胃虚弱的问题。

● 女人脾虚怎么调养

女人脾虚会导致面色萎黄和皮肤松弛，会让皮肤失去原有的弹性。脾虚还会导致眼袋变大，影响颜值，因而要尽早调养。

1. 坚持按揉足三里。按揉这个穴位可以调中理气，能有效改善脾胃虚弱的状况；还可以疏通经络，促进血液循环，增强脾胃的运化能力。

2. 坚持早睡早起。充足的睡眠不仅可以消除身体的疲劳感，而且有养血的功能。白天养阳，晚上养阴，养阳就是养气，养阴就是养血。

3. 定时起居。每天的睡眠不应少于 8 小时，并且要按时吃饭，确保三餐定时定量提供给人体需要的能量。

4. 多食用性温味甘的食物。首选谷物、蔬菜、水果、鱼类，这些食物可以很好地调理脾脏，起到补脾的功效。

5. 保持愉悦的心情，切忌大喜大悲。愉悦的心情能够让人身心得到放松，同时也能够补脾。可以多听一些自己喜欢的音乐，做一些安静的瑜伽运动等。

为什么说女人脾虚很容易老

　　女人变老，从面容憔悴，乳房、臀部不再丰满开始，而这些都和中医说的脾气虚有关。中医认为，脾经循行时经过面部、乳房，一旦脾气虚弱，它经过的脏腑、组织都要受累。此外，脾主肌肉，脾气虚的人往往肌肉无力，体形不佳，所以从面容到体态的健康美丽与否，都和脾气状态有关。

　　脾气强健的人，大多线条紧致，气色红润。想保持脾气强健，得养成健脾的好习惯，因为补脾没有速效之法，只有坚持调养，才能避免脾虚带来的容貌和身形的改变。

- **调养脾胃的方法**

❶ 多吃健脾和胃的食物

脾虚的人常常食欲不振、肢体倦怠、面色萎黄，不妨适度吃点健脾和胃的食物，以促进脾胃功能的恢复，如山药、小米、薏苡仁、南瓜、核桃、燕麦等。

❷ 饮食清淡适量

脾胃关乎营养及水分代谢，最好的方式就是适量、清淡饮食。酒、牛奶、肥甘厚味等油腻食物不易消化，容易造成脾胃滞胀。

❸ 少食生冷食物

最好少吃寒凉食物，避免大量生食瓜果，脾胃虚寒者尤应禁忌。消化道不适的人应当少食多餐，多吃熟软开胃易消化的食物。

- **哪些常见的中药材和食物可以调理脾虚**

❶ 马铃薯

味甘、性平。作用：补气、健脾。宜于脾虚体弱、食欲不振、消化不良。但要注意，发芽的马铃薯，芽与皮都有毒，忌食。

❷ 红薯

味甘、性平，归脾经、胃经。作用：补脾胃、益气力、宽肠胃。宜于脾胃虚弱、形瘦乏力、纳少泄泻。但要注意，多食易引起反酸、胃灼热、胃肠道胀气。

❸ 山药

味甘、性平，归脾经、肺经、肾经。作用：补气健脾、养阴益肺、补肾固精。宜于脾气虚弱、食少便溏、慢性泄泻。但要注意，湿盛和气滞胀满者忌食。

❹ 香菇

味甘、性平。作用：益胃气、托痘疹。宜于脾胃虚弱、食欲不振、倦怠乏力。但香菇属于发物，皮肤病、过敏性疾病患者忌食。

❺ 黄芪

味甘、微温，归肺经、脾经、肝经、肾经。作用：固表敛汗、补中益气，可增强机体免疫功能，保肝、利尿、抗衰老、抗应激、降压、抗菌。

❻ 党参

性平、味甘、微酸，归脾经、肺经。作用：补中益气、健脾益肺，能增强机体抵抗力，还能调节胃肠运动、抗溃疡、抑制胃酸分泌等。

❼ 炙甘草

味甘、性平，归心经、肺经、脾经、胃经。作用：补脾和胃，益气复脉，还能抗酸和缓解胃肠平滑肌痉挛等。

❽ 葛根

性平、味辛甘，归胃经、脾经。作用：升阳解肌、透疹止泻、除烦止温，还能扩张血管，改善微循环，降低血管阻力，使血流量增加。

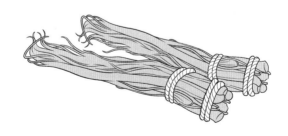

甘草

如何养好脾胃

10个脾胃不好的人9个都胖！中医认为，脾胃为五行之土，是气血生化之源。你的肥胖、面色暗沉、气短乏力、睡觉流口水等症状都是脾胃虚弱的表现。推荐一个健脾养胃的小方子：取猴头菇30克，茯苓10克，甜杏仁5克，山药10克，磨成粉冲服饮用。《饮膳正要》中记载，猴头菇养胃和中，茯苓和山药健脾、利湿、安神，经常食用，可以赶走肥胖。

● 常喝"美龄粥"，年龄猜不透

曾有传闻，宋美龄女士日夜茶饭不思之时，大厨曾做了一碗神奇的粥，宋美龄吃后胃口大开，后来广为流传，人们叫它"美龄粥"。

想变妙龄少女，永远 18 岁，"美龄粥"食谱在这里：

准备温补脾胃的糯米 80 克，滋养皮肤的粳米 20 克，豆浆 800 毫升，水 250 毫升，水和豆浆煮沸后加入泡好的糯米和粳米，喜甜可以加点冰糖。

体虚胃寒的女孩子也可以食用这碗粥。秋冬季节喝上一碗暖暖的"美龄粥"，暖胃又暖身，经常食用还有减肥健美的作用。

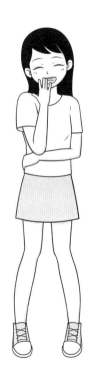

• 调理脾胃，减淡法令纹

脾胃养好，可以使女人的皱纹和法令纹减少。在日常生活中，遇到事情切不可思虑过度，这样会伤脾。黄芪是补脾补气的好食材，用黄芪煲汤可以补脾。

推荐一道简单的黄芪健脾暖胃茶：准备红茶 1 克，黄芪 15 克，将黄芪放入砂锅，加 500 毫升水，大火煮沸 5 分钟，加红茶泡水饮用。每天 1 剂，3 次温饮，补气健脾暖胃，适宜体质虚弱的人饮用。这道黄芪健脾暖胃茶不适合性燥热、阴虚火热的人群，还应注意，如过量饮用容易出现口干舌燥、上火的现象。

• 喝水都长肉是病

总有女生说自己喝水都长肉，这其实是由于脾虚造成的。

脾虚导致的肥胖表现为吃得少、食欲差，吃多一点儿就胀肚，吃完就犯困，胖的部位主要是肚子。

白术（炒白术）加茯苓，让你回归"小腰精"：白术偏于健脾，茯苓偏于祛湿，可用白术（炒白术）10 克，茯苓 10 克，加水煮 20 ~ 30 分钟，代茶饮。

记住：一定要加水煮 20 分钟以上，不能泡茶喝。

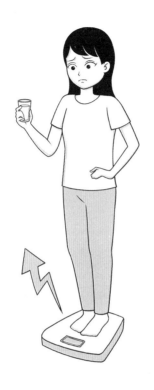

● 老中医深藏多年的"减肥秘籍"

中医认为，肥胖是由于嗜酒肥甘、过食膏粱厚味，导致脾失健运，而使体内水谷之精微物质输布排泄失常造成的。下面介绍几个老中医都知道的减肥秘籍。

❶ 药食同源，饮食调养：薏苡仁红薯粥

材料：薏苡仁 30 克，红薯 300 克，米 100 克。

做法：将薏苡仁洗净，红薯削皮切块，与米同煮成粥。

功效：刮油减肥，健脾胃、降血脂。

另外，冬瓜、茯苓、山药、赤小豆、荷叶、山楂、绿茶等也有药食同源的功效，既营养又健康。

❷ 按摩几个部位，让你瘦成闪电

【摩腹】

手法：在腹部涂少量凡士林或身体乳液，以肚脐为中心，由内向外以顺时针方向用全掌摩腹，每次约 5 分钟。

功效：摩腹有促排宿便、调节肠胃、瘦身降脂的功效。

【带脉穴】

取穴：拇指在前，双手叉腰，拇指基本与脐相平，指下便是。

功效：对于腰腹部肥胖的人来说，按揉带脉穴减肥效果尤其明显。

【丰隆穴】

取穴：膝盖右下的凹陷点与外踝连线的中点即是。

功效：肥胖人群以痰湿体质者居多，按摩丰隆穴具有化痰祛湿的功效。

【足三里穴】

取穴：四指并拢，食指上缘放在外膝眼处，小指下处即是。

功效：足三里穴是保健要穴，还是减肥奇穴。对于下半身肥胖的人来说，按摩足三里穴能有效促进血液循环，从而消除浮肿。

以上方法，日日坚持，能瘦身。

❸ 经常便秘，试试火麻仁

10个熬夜的人，9个都被便秘困扰。熬夜会影响脾胃运转，最直观的表现就是便秘、口臭。教你一个东汉时期就有

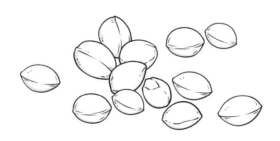

火麻仁

的小方子：麻子仁丸配方。取火麻仁 15 克，每日煎服食用，很快就会摆脱便秘困扰。火麻仁味甘、性平，润肠通便，搭配桑叶还可以清肺润燥，有效缓解熬夜带来的便秘症状。

❹ 调理五脏的拍手操

教大家一套不花钱就能长寿的拍手操。①虎口对击 100 下，经常敲打可以有效调节肝脾；②拍打手心 100 次，刺激消化系统，缓解腹胀、腹泻；③两手掌根相互拍击 100 次，刺激泌尿、生殖系统；④拍打手背 100 下，改善颈椎不舒服；⑤依次按捏十指。手部是身体脏器的反射区，经常拍打捏揉能够刺激穴位和经脉，调理五脏。

❺ 口里有异味，一杯茶来调理

口里有异味往往是脾胃出了问题，是肠胃积热引起的。肠胃消化不了食物，积食堆积、发酵、上升，所以形成了异味。推荐一个健脾清口方：取猴头菇 10 克，丁香叶 10 克，沙棘 5 克，山楂 5 克，煮水温服。猴头菇里特有的猴头菌健脾养胃，丁香叶中的丁香酚清新口气。连续喝 1 个月，帮你摆脱口气，清新一整天。

此外，还有一个清新口气的小方子：取丁香叶 15 克，沙棘 10 克，橘皮 5 克，麦芽 5 克，水煮后早晚服用。丁香叶中特有的丁香油、丁香酚等成分，还可缓解腹部胀气，提高消化能力。这个小方子被誉为花草药界的"健胃剂"，连续喝 1 周，再也没有口气。

● 脾胃的湿气如何调理

检查自己是否有四肢沉重、精神不振、头发油腻、易疲劳、肥胖、皮肤出油等症状，这些是体内湿气重的外在表现。可以多吃红枣粥、山药粥、红豆薏苡仁粥、冬瓜汤等进行调理，促进体内湿气排出。也要适当增加体育锻炼，增强体质。

● 每天早上 8 个闹钟都叫不醒，是病了吗

早上起来头昏昏沉沉的，腿像灌铅一样，走路就像打醉拳，坐下后一天不想动，还总打哈欠……这很明显是湿气太重的症状，影响生活和工作，并且容易加速衰老。可取黄精、茯苓、人参、冰糖各 10 克泡水喝，坚持饮用 3 ~ 4 周，身体会变得清爽有力。

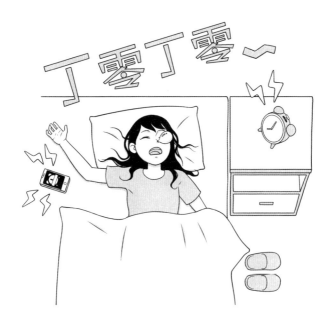

● 为什么女孩子容易怕冷

很多女孩子总是怕冷，大夏天也手脚冰凉，下场雨就冻得龇牙咧嘴的。中医认为，手脚冰凉是体内阳气亏损造成的阳虚，阳虚则寒。推荐一个小方子：取枸杞子 15 克，每天泡水喝。女生可以告诉闺密，男生可以泡给女友喝。

《神农本草经》将枸杞子列为上品，久服坚筋骨，轻身不老，耐寒暑。经常食用，可祛除湿寒。

● 你比闺密显老 10 岁的原因就在这里

有女生说，明明自己年纪更小，跟闺密走在一起总被当成姐姐，甚至有时候被当成她妈妈……原来是因为脾虚。脾主肌肉，脾虚就会导致肌肉松弛，脸上开始出现皱纹，皮肤失去光泽，看上去就会憔悴显老。可取怀山药 10 克，每天泡水喝。怀山药益肾气、健脾胃、止泻痢，经常食用，还可以抗衰老。

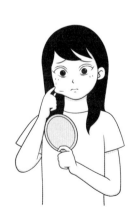

● 脸上长斑，一个中医妙方可调理

中医认为，脸色蜡黄、易长斑是由于胃经的气血衰败引起的。分享一个调节气血、美白淡斑的代表方：取玉竹 10克，茯苓 10 克，红玫瑰 15 克，红曲米 12 克，冰糖 6 克，人参 9 克熬制成膏，每天早、晚各取一勺用温水化开饮用。膏方浓缩了精华，味道更好，可以健脾、滋阴润燥、安神养颜，而且四季都可以食用，对于治疗脾胃虚弱导致的气血不足、脸色蜡黄、长斑等问题都有不错的效果。

● 体寒，如何温补

女生体寒表现为以下 6 个症状，有了其中 2 个就要当心

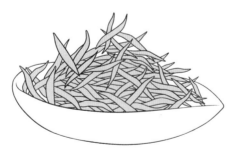

杜仲雄花

了。①手脚冰凉；②小腹凸起；③经期紊乱；④脸色蜡黄，经常长斑、长痘；⑤睡觉心悸易醒；⑥早晨起来浮肿。教你一个驱寒暖体的小方子：取桂圆 15 克，枸杞子 10 克，红枣 10 克，杜仲雄花 10 克，用开水冲泡饮用。《本草纲目》把桂圆列为健脾补气的良品，坚持喝 1 个月，可告别手脚冰凉，让你全身暖暖的。

湿气重的人容易体形肥胖

● 身体的湿是如何造成的

夏天吃冰激凌，喝冰啤酒，容易损伤脾的阳气。而阳气是用来控制身体内的水湿的，当湿气无法得到控制时，就容易导致腹泻。

另外，夏天吹空调，会让我们体内的汗无法正常排出。因为肺主管着我们的皮肤和头发，毛孔张开，汗才会出来，肺气会使得津液往外走。吹空调让毛孔收缩，喝的水没法变成汗液排出，就会伤到肺。肺的阳气伤了，没办法运水，就加重了身体的水湿。

造成身体湿气重的原因还有一个——缺乏体育锻炼，出汗少。出汗正是身体排出湿气的一个有效途径。

- **湿的表现有哪些**

湿气重的人容易体形肥胖，容易出汗，脸上爱出油，早晨起床头昏昏沉沉的。

湿气在哪里病就在哪里。湿气在脾胃，就会大便不成形、便秘或便溏；湿气在肝胆，就会既怕冷又怕热，经常口干、口苦、口臭；湿气在肺部，就会痰多、胸闷；湿气在头部，就容易头发油腻、脱发。

❶ 湿气重不重，就看这 3 个地方胖不胖

①肚子凸出。湿气影响代谢，体内水分无法排出，脂肪燃烧速度降低，肚子就会越来越大。②后脖子鼓起。后脖颈处如果长期有"富贵包"，会导致气血双亏、肩周炎、肩部血脉不通。③眼皮浮肿。湿气重会导致眼皮浮肿，还容易犯困，精神不济。如果你出现了上述症状，那下面这个方子快收藏起来：赤小豆 18 克，薏苡仁 30 克，煮水饮用。每天服用 3 次，可祛除湿气。

❷ 看舌头判断是否湿气过重

身体有没有湿气，看舌头就知道了。舌苔厚白是寒湿，舌苔黄腻是湿热，舌体胖大并且周围有齿痕是身体有湿气并且气

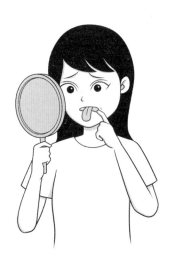

虚，而舌苔布满舌体是湿气过于严重。

● **排除体内湿气的调理办法**

❶ 3 招祛湿效果好

千寒易除，一湿难祛。教你 3 个方法祛湿排毒。①按摩极泉穴——位于腋窝中央，腋动脉搏动处。②按摩委中穴——位于腿窝的中心点上。这两个穴位位于心经和膀胱经上，每天按摩拍打 5 ~ 10 分钟，可以有效地祛湿排毒。③喝（现成的）红豆薏苡仁茶。《神农本草经》中将薏苡仁列为上品，利肠胃、消水肿、健脾益胃，久服轻身益气。红豆也有消肿、健脾、补心的功效。将薏苡仁和红豆用热水冲服，健脾祛湿效果好。

❷ 2招祛湿瘦肚子

很多女生并不是很胖，但就是肚子上肉多，小肚子一层一层的，看起来总比别人胖。其实腹部肥胖多半是因为脾胃运转失调，水湿留存，废弃物排不出去，形成了脂肪，堆积在腹部。想要瘦肚子还是要先祛湿。可取赤小豆18克，熟薏苡仁30克，花椒9克煮水饮用。每晚睡前再用双手绕肚脐顺、逆时针各按揉120下，连续1个月，助你排走湿气，找回苗条的身材。

❸ 湿气积聚的小肚腩、"大象腿"，这样做赶走它

小肚腩、"大象腿"的形成，多因体内邪热过重，湿气积聚。给你一个清热消肿的小方子：取蒲公英5克，罗汉果15克，金银花5克，大麦10克，百合10克，煮水代茶饮用。连续喝1个月，可赶走小肚腩。

还可以在睡前用生姜涂抹脚底，坚持1周，对改善睡眠质量、祛除体内的湿气、赶走肚子上的赘肉都有一定的疗效。

那如何改善"大象腿"呢？

以下几个穴位，睡前敲打 10 分钟，让你轻松拥有"女团腿"！

手持空心拳，在大腿外侧的 4 个穴位点——环跳、风市、中渎、膝阳关顺势敲打，左右大腿各 100 次。感到有发热、发麻和轻微酸痛的情况都是正常的。在早上或者白天时段敲打，效果更好。

● 任性吃也不怕胖的减肥方法

❶ 解腻刮油茶，聚会放心吃

朋友聚会，容易大吃大喝。火锅太油腻，烧烤易发胖，怎

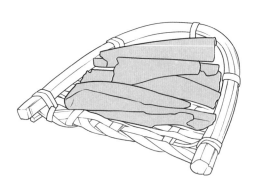

冬瓜皮

么办？教你一个去油解腻的小妙方：取干荷叶一小把，冬瓜皮4片，决明子3克煮水代茶饮。荷叶中含有芳香族化合物，可以化浊去腻，防止脂肪堆积；冬瓜皮消水肿；决明子润肠通便。每天饭后来一杯，可化解油腻，保持苗条身材。

❷ 拒绝节食减肥，用膳食纤维填肚子

节食减肥会破坏身体的新陈代谢，让脸上起痘痘，出现黑眼圈，暴躁易怒，越减身体越累，痛苦又没有效果。推荐你一个不节食的减肥方法：取适量赤小豆、黑米、藜麦、黑豆、燕麦等粗粮研磨成粉，用开水冲饮，代餐。膳食纤维被认定为第七大营养素，可以减轻饥饿感、缓解便秘。每晚喝一杯代餐，坚持1个月，助你瘦出小蛮腰。

· 美颜笔记 ·

· 美颜笔记 ·

· 美颜笔记 ·

04

第四章

清肺养阴，皮肤白皙

　　肺在体合皮，其华在毛，开窍于鼻，在志为悲（忧），在液为涕。肺在五行中属金，为阳中之阴，与自然界秋气相通应，易受外邪侵袭，故有"娇脏"之称。所以当它被火热、邪气伤害后，会导致嗓子干燥，皮肤发暗，因而要保持皮肤的光泽和白皙，一定不要有肺火。

清肺火重在养阴

● 肺火是如何引起的

引起肺火的原因有很多，如平时蔬菜水果吃得比较少，辛辣、油腻的食物吃得多，以及作息不规律等不良习惯都会引起肺火。

可以多吃一些清淡润肺的食物，比如丝瓜、冬瓜，以及一些白色的食物，如莲子、莲藕等。中医认为白色的食物入肺经，可以起到滋阴降火的作用。肺本身喜润恶燥，所以要以养阴为主。

此外，女性最好不要抽烟，烟对肺的伤害极大。多吃蔬菜水果，补充维生素，有益于清除肺火。

● 怎样清除肺火

肺主管着我们的呼吸和全身津液、体液的运行、循环，当它被火热、邪气伤害后，会导致嗓子干燥、干咳，皮肤干燥、发暗，因而要保持皮肤的光泽和白皙，一定不要有肺火。

去除肺火，可以用桔梗 12 克，菊花 15 克，薄荷 9 克。有湿痰、食痰、寒痰者则需要在以上材料中分别加入适量瓜蒌、麦冬、麦芽，全方用水进行煎煮后服用。

此外，猪肺枸杞汤、罗汉果猪肺汤有润肺止咳、生津止渴的功效，适用于肺热或肺燥咳嗽者。

猪肺枸杞汤：取猪肺 1 副，枸杞子 25 颗，冰糖 25 克，胡椒 1 小勺，大枣 10 颗，鸡精和盐各 1 小勺，花椒 5 粒，料酒少许，醋 1 小勺，生姜大蒜适量，加入适量的水炖煮至猪肺软烂即可。

罗汉果猪肺汤：取罗汉果半个，猪肺 250 克洗净，一起放入煲内，加清水适量，加入油、盐、味精适量调味，搅拌均匀后用中火加热 1 小时即可。

清肺火的简单调理办法

● **头皮干燥，那是肺火过旺**

头发干枯、头皮屑过多的人多半有肺热。肺为五脏之盖，肺热向上冲到头顶，形成白屑，热气散不去，头屑就会伴随着你。现介绍一个疏风散热的小方子：取金银花和菊花各 5 克，每天冲泡饮用。菊花疏风清热，金银花散热解毒、清肺热，可使头皮清爽，浑身轻松。

● **喉咙痛痒，护好咽喉要塞**

冬天天气干燥，雾霾严重，出门走不久，嗓子就又干又痛，戴着口罩都没用！这是灰尘、颗粒进入嗓子里，轻则痰多、咳嗽，重则呼吸不畅，影响呼吸系统。介绍一个清喉的小方子：取罗汉果 1 个，甘草 5 克，玉竹 6 克煮水饮用。《本草纲目》中提到玉竹"柔润可食"，缓解肺胃燥热、干咳少痰。每天回家后喝一杯，帮你清爽过冬。

罗汉果作为一种药材，可以嫩肤益颜、清热凉血、润肠排毒等，常吃能够起到益寿延年、美容养颜的作用。此外，以罗汉果为材料做成的茶羹，也是一种非常好的清凉饮料。

用 1 个罗汉果，加入开水冲泡就可以了。泡前，先在罗汉果的两头各钻一个小眼儿，这样可以使果内的营养成分在水中溶解。这道茶有清肺利咽、润肠通便的作用。平时火气大、眼睛不好的人也可饮用。

● **干燥咳嗽，用金莲花泡水**

天一干燥就爱咳嗽，一到半夜咳得更厉害，嗓子里好像有很多蚂蚁在爬，喝多少水也没法缓解，太难受了！遇到这样的情况别担心，教你一个好方法：取金莲花 5 克，每天泡水喝。据《本草纲目拾遗》中记载，金莲花"治口疮，喉肿，浮热牙宣"，它所含生物碱和黄酮类物质有清喉利咽、止咳平喘的作用，被誉为"塞外龙井"。经常服用金莲花茶，可远离咳嗽，清除肺火。

金莲花茶还有一个功效是养颜润肤。我们要想让金莲花发挥更大的作用，还需要用其他花卉来配伍，比如菊花就是很好的选择，它同样具有清热解毒的作用，可以祛痘、嫩肤。菊花中含有的香精油和菊色素等成分能有效抑制皮肤黑色素的生成，柔化表皮细胞，使皮肤细腻光滑。具体可用金莲花4克，菊花2克，甘草4克，泡水饮用。

养肺食补方

● 女人滋补润肺养生汤

推荐 2 款女人滋补润肺养生汤。

莲藕排骨汤

原料：莲藕 500 克，猪排骨 500 克，黄酒、生姜、葱、盐
　　　少许。

做法：① 猪排骨切段，焯水。

　　　② 将莲藕洗净切片，与猪排骨同置 1 500 毫升温水
　　　之中，加黄酒、姜、葱少许，水沸后用文火炖 90
　　　分钟左右，加少许盐，即可食用。

功效：莲藕排骨汤能起到清热润肺、补血养颜的作用，可

调节贫血、心慌失眠等症状。

百合雪梨莲藕汤

原料：百合 200 克，雪梨 300 克，莲藕 500 克，盐少许。

做法：①鲜百合洗去泥沙，一瓣瓣地撕成小片状；将雪梨去内核，莲藕洗净去节，分别切成小块。

②把雪梨与莲藕放入锅中，倒入清水 5 杯，煲约 2 个小时，再加入鲜百合片，煮约 10 分钟，最后放盐调味即可。

功效：百合、雪梨、莲藕都是清肺效果非常好的食材，将这三种食材搭配在一起，煲出来的汤水也十分清香可口。梨水分多，性略寒，可以生津润燥、清热化痰，是清肺的好食材。

● **润肺食物有哪些**

❶ **柿子**

中医认为，柿子性寒、味甘、微涩，归肺经、脾经、胃经、大肠经，具有润肺化痰、清热生津、健脾益胃等多种功效。对于秋燥咳嗽有痰的人来说，吃柿子能有效润肺化痰。

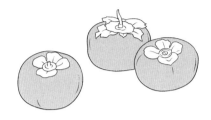

柿子

❷ 花生

花生中含有大量的蛋白质、不饱和脂肪酸，有扶正补虚、悦脾和胃、润肺化痰、滋养调气、利水消肿等作用，还能够增强记忆。水煮花生适合肺虚的人食用。

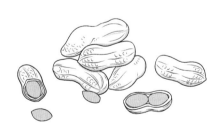

花生

❸ 豆浆

中医认为，豆浆有利水、润燥、清肺化痰的功效，很适合秋天饮用。豆浆中含有丰富的蛋白质，有助皮肤光滑白皙，也可维持体态。豆浆的不饱和脂肪酸高、纤维多，其中的卵磷脂还可以健脑，并能调节血脂、补钙，改善停经后的更年期症状。

用红枣、枸杞子、绿豆、百合一起做豆浆，适合秋冬季节饮用，能滋补养颜、驱寒暖身。

❹ 罗汉果

罗汉果被人们誉为"神仙果"，具有清热解毒、化痰止咳、养声润肺等功效，可以缓解因烟酒过度引起的声音嘶哑、

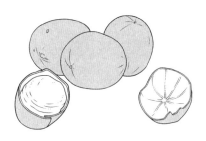

罗汉果

咽干口渴等症状。

在购买罗汉果时，可以选个头大、形状圆的，最好是摇不响、壳不破的，而且一定要选择烤好的罗汉果。

❺ 白萝卜

白萝卜属于植物的根，多汁、色白，生吃时味辛，煮熟后味甘。

植物的根一般来说都是入脏腑来治病的。按中医"五行学说""四气五味"理论，多汁的植物属于阴，色白五行属金，入肺与大肠，味辛可以行气破气，味甘可以补气。

白萝卜归经为肺经与大肠经，主要入脏腑而不在经络，可以润肺与大肠的津液，生吃时有行肺与大肠之气的作用，煮熟后反而有补气生津之效。

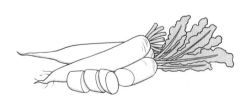

白萝卜

· 美颜笔记 ·

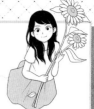

· 美颜笔记 ·

· 美颜笔记 ·

· 美颜笔记 ·

05

第五章

养肾填精，健康长寿

肾是人体必不可少的器官，对维系生命体征具有非常重要的作用。肾脏是否健康直接关系到生命质量。养肾要注意避免过度劳累，对症进补。

养肾要好好吃五谷杂粮

如果你皮肤紧致，虚邪贼风就进不来。我们现在容易"谈脂色变"，对脂肪恨得要死。但很少有人知道，其实脂肪可以填精益肾。我们说一个人肤如凝脂，皮肤晶莹透亮、吹弹可破……这些都和脂肪有着密切的关系。所以适量摄入脂肪很有必要，这样可以令皮肤紧致，而紧致是长寿的一个重要条件。

● 心肾不交早生白发

从本质上来讲，无论什么原因导致的白发，都是由"虚"造成的。即便是所谓血热引起的少白头，本质也是体内肝血肾精耗散引起的。

从中医理论来说，发为血之余、肾之华，当心肾不交（失眠、神经衰弱）时，或先天禀赋不足，或思虑过度耗伤精血，或担惊受怕伤肾精时，头发都会变白。

正常情况下，人在 40 岁后都会长白发，这是因为随着年龄的增长，肾的精气逐渐衰减，不能滋养头发。这属于自然现象，也无须治疗。但如果一段时间内突然头发变白，多是由于体内的气机紊乱造成的。这时，针对不同的原因进行调理，能让白发重新变黑。

● 忧思过度白发早现

现代医学认为，忧思过度、恐慌、惊吓和精神过度疲劳等状况都会使供应毛发营养的血管痉挛，使分泌黑色素的功能发生障碍，从而导致白发产生。比如，当事业不顺、家人离开或遭遇不测（生病）时，人就会在短时间内长出许多白头发，甚至全部变白，这其实都是由于情志的影响造成的。

情志抑郁或者忧思过度，都会导致肝郁气滞，使气血运行失和，导致血不能荣养毛发而变白。这类人通常还伴有口干咽燥、消化不良、胸闷腹胀等症状，尤以压力较大的中年人最为常见。

预防白发，可以在日常生活中做好这几点：

首先，保持乐观精神，避免过强的精神刺激，因为乐观豁达的情绪对于防止早生白发至关重要。

其次，合理饮食与头发健康有密切关系。平时应多食新鲜蔬菜，饮食清淡而多样化，克服偏食等不良习惯，使体内营养平衡，从而达到食疗防白发的效果。平时还可以吃些滋补食品，如核桃、芝麻、木耳等，有助于毛发生长。在开始出现白发迹象时，可吃些补肾的中药，如可将制首乌冲水代茶饮用。

最后，按摩头皮可促进血液循环，改善头部营养的供应。可用牛角梳梳头，或用手掌、手指揉搓头发，每日早晚各 1 次，每次 1 ~ 2 分钟。

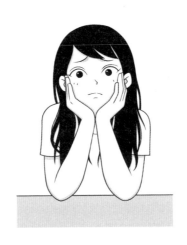

女人养肾的中医疗法有哪些

中医认为肾为先天生命之根本，肾健康，身体才健康。女人养肾可以简单从以下几个方面入手。

● 管理好自己的情绪

人有七情，即喜、怒、忧、思、悲、恐、惊。《黄帝内经》中说："恬淡虚无，真气从之，精神内守，病安从来。"这说的就是保持平和的心态就不会生病。在日常生活中，人不免容易情绪化，为了身体健康，要学会管理好自己的情绪，避免过忧、过悲、过思、过恐。这也是养肾之道。

● 保持优质的睡眠

民间有"睡美人"一说，即女性的美是睡出来的。特别是在立秋之后，女性更应该顺应节气，养成早睡早起的习惯。尽量少熬夜，最好在 11 点前睡觉。

研究发现，睡眠质量差、经常熬夜的女性更易发胖，得心脑血管疾病的概率也比普通人高很多，因而好的睡眠习惯是女性养肾的不二法宝。

● 拒绝盲目服药

盲目服用药物，会对肾脏造成一定的损害。很多女性在月经期用止痛药缓解痛经，事实上是治标不治本，还有可能给肾脏埋下健康隐患。

● 拒绝憋尿

憋尿会影响睡眠质量，对肾脏产生影响。日常生活中一定要适当补充水分，尽可能不憋尿。

● 饮食要清淡，少吃垃圾食品

日常最好清淡饮食，尽可能少吃"垃圾食品"，比如汉堡、珍珠奶茶、可乐等，因为它们都不利于肾脏健康。食用高脂、高糖的食物，会增加肾脏的负担。

● 注意防寒保暖

秋冬季气候变冷，日常要注意保暖，特别是脚和腰的保暖，以免寒邪入侵。

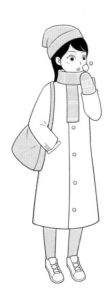

● 多吃黑色的食物

中医认为，黑色的食物有养肾的功效，因而日常可以多食用黑米、黑豆、黑芝麻等食物。

此外，建议养成良好的运动习惯，定期体检。

♥

肾虚的几种类型

女性肾虚可分为阴虚、阳虚、气虚三种类型，要针对不同的类型进补。

● **肾阴虚**

表现：口干燥热、口舌生疮、大便秘结、小便黄等。

原因：白领女性生活不规律，总是熬夜，导致阳气无法在体内养蓄，影响肾脏阴阳平衡，进而出现肾阴虚。中医认为，香烟燥热，如果吸烟无节制，也容易耗竭肾阴，引起肾阴虚。

另外，女性相对更多愁善感，当生活遭遇大变故，或遇上更年期等因素，也有可能导致肾阴虚。

进补方法：肾阴虚的女性，适宜吃甘凉滋润、生津养阴的食品，比如新鲜蔬果和其他富含膳食纤维、维生素的食物，忌吃辛辣刺激、煎炸炒爆、性热上火及脂肪和碳水化合物含量过高的食物。

● 肾阳虚

表现：无精打采、乏力怕冷等。

原因：为了瘦身，时下不少女性都在服用减肥药，殊不知引发腹泻的药物一旦长期服用，会令女性体内阳气不足，继而脾胃虚弱，导致肾阳虚。

另外，滥用或过于依赖止痛药物，不仅会导致肾虚，更可能造成肾功能损害。

进补方法：适宜吃性温散寒、热量高且营养丰富的食品，忌吃各种冷饮和生冷瓜果。

● 肾气虚

表现：月经不调、气力不足、皮肤色差，严重的会出现寒性闭经、宫寒等。

原因：过度劳累、躺太久、运动少是导致肾气虚的主要原因。

进补方法：适宜进食一些补气、甘温、营养丰富且容易消化的食物，忌吃耗气、生冷性凉、辛辣油腻的食物。山药和干贝都是补肾食物，适合各种体质的肾虚者。

女性应根据不同的肾虚症状来判别肾虚的种类，从而正确地进行补肾，如果进补方法不正确，反而会起到反作用。虽然女性肾虚并非病症，往往表现为亚健康状态，但是长期肾虚对身体的损害也是很大的，还是要重视。

想要头发好看就得补肾

● **一个小方子，让头发乌黑光亮**

发为血之余，人之精华，从头发就能看出一个女生身体好不好，头发干枯、毛糙说明肾气不足，头发没有光泽说明缺少维生素 B 族，长白发说明脾、肾运转不佳。推荐一个滋养头发的小方子：取黑芝麻、黑小麦、黑豆各 15 克，黑枸杞 5 克，桑葚 5 克，研磨成粉每日饮用。黑芝麻被称为"仙家"食物，润肠通便、补气益血，可以滋养头发。每日食用，可让你秀发乌黑。

● **熬夜生白发，黑芝麻补元气**

经常熬夜的人，熬着熬着就长出白发了。熬夜会损耗人的身体元气，让人无精打采、听力下降、头发干枯掉落，还会导致女性的更年期提前。据《神农本草经》记载，芝麻补五脏、益气力，久服轻身不老。每日取黑芝麻、黑豆、黑糯米各 5 克打成粉，加入蜂蜜冲泡食用，帮你找回元气！

● 保卫发际线，常吃黑芝麻

现在很多人年纪轻轻就开始脱发，发际线越来越高。想要增加发量就得补肾。中医有"五色食疗"的说法，其中黑入肾，能帮助黑色素细胞生长。取黑米 15 克，黑豆 10 克，黑芝麻 10 克，黑糯米 5 克，研磨成粉冲服饮用。每天早晨冲一杯，3 个月后还你一头浓密的黑发。

肾与颜值的关系

对于女人而言，肾是美丽的基础，是健康的保证。

传统医学认为，肾为先天之本、生命之源，有藏精主水、主骨生髓之功能，所以肾精充盈则精力充沛、筋骨强健、步履轻快、神思敏捷，肾精不足则阳气虚弱、腰膝酸软、易感风寒等。

中医理论中，人体的肝、心、脾、肺、肾，分别对应五行木、火、土、金、水，相对应的自然季节是春、夏、长夏、秋、冬。所以冬日养生的重点就是"养肾防寒"。

● 肾虚常常面色发黑

面部血脉丰富，脏腑气血的盛衰都可以通过面部色泽反映出来。健康的人面色是"红黄隐隐，明润含蓄"。中医望面色一般将颜色分为青、赤、白、黄、黑五种色调。《灵枢·五色》云："青为肝，赤为心，白为肺，黄为脾，黑为肾。"五脏之气外发为五色，当脏腑有疾病时，则可显露出相应的异常颜色。

　　长时间吃冷饮生食，再加上环境污染、农药残留等现象，人体的阳气会被食物中的阴寒之气所伤。人体内积聚的阴寒之气多了，表现在外就是面色的晦暗。这就是寒湿入血、肾阳衰微的表现。肾阳虚衰，血失滋养，或寒凝经脉，瘀阻不通，都可以表现为面色黑。黑色为阴晦之色，属肾之本色。《灵枢·五阅五使》中说："肾病者，颧与颜黑。"《诸病源候论》中说："黑疸之状，苦小腹满，身体尽黄，额上反黑，足下热，大便黑是也。夫黄疸、酒疸、女劳疸，久久多变为黑疸。"可见"额上黑"是肾经虚热上炎，与血相搏，凝为瘀斑所致。而黑疸之黑即肾邪走于天庭部，患肾病则出现额上黑色素沉着。

　　这种症状可用针刺艾灸加温阳的中药调理，配合饮食，忌生冷，就可以慢慢缓解。

● **简单的补肾办法**

❶ **晒太阳**

阳光是大自然中最大的阳气，冬季可以通过晒太阳的方式带动身体阳气。

头、背都可以多晒晒，因为头是阳气聚集的地方，但注意避开眼睛，可以戴墨镜以防晒伤。晒背可以温暖身体，有助于预防感冒。

❷ 多泡脚

中医学认为，脚底是各经络起止的汇聚处，分布着60多个穴位和与人体内脏、器官相连接的反射区，分别对应人体的五脏六腑。泡脚有舒经活络、改善血液循环的作用。所以，热水泡脚可以补肾滋阴，非常适合冬季养生。

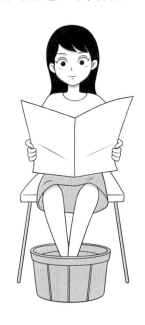

❸ 健康生活

通过运动收摄身心、克制私欲，可以固肾强精。但冬季运动时，皮肤应尽量不要处于过于开泄的状态，这个季节不适合大汗淋漓的运动。

❹ 熬夜喝杯枸杞茶

不得不熬夜时，桌旁可备上一杯枸杞茶（每天20克左右，枸杞子泡水喝）。不过由于它温热效果相当强，正在感冒发烧、身体有炎症、腹泻的人最好不要饮用。

❺ 三穴按摩护腰部

气海穴在肚脐下两横指，关元穴在肚脐下三横指，每天用手掌顺时针按揉约30次。肾俞穴在背后裤腰带和腰椎交叉处上四横指左右，每天可用手掌拍打约100次。

❻ 肾气虚时，要多吃豆制品

在五谷之中，豆和肾的关系最密切，补肾功能最强。豆指的是大豆，也就是黄豆，多吃有益肾脏健康。

● 养肾的黑色食物

黑木耳含有核酸、卵磷脂成分，可以起到补肾、美容、延缓衰老的功效。

黑豆富含优质蛋白、维生素 B 族和维生素 E 等，可以暖肠胃、明目活血、补肾强身、利水解毒，也可以润泽肌肤、乌须黑发，还可以预防衰老、增强活力，对美容养颜有帮助。

黑米益肾健脾暖肝，补血益气，它的维生素 B_1 和铁的含量是普通大米的 7 倍。冬季食用黑米，对补充人体微量元素大有益处，但用黑米煮八宝粥时不要放糖。

黑芝麻富含对人体有益的不饱和脂肪酸，富含维生素 E，可清除体内自由基，抗氧化效果显著，可以补肾、延缓衰老，改善消化不良和多生白发的症状。

此外，李子、乌鸡、乌梅、紫菜、板栗、海参、香菇、海带、黑葡萄等也可以多吃，补肾益肾。

一招补回熬夜透支的肾

长期熬夜会透支我们的肾，造成肾阴虚，肝火旺！肾虚就会眼花、腰酸、腿软、没精神，入睡困难、多梦惊醒，一夜上几次厕所，非常痛苦！推荐人参黄精茶（人参6克，黄精20克）。《本草纲目》中提到黄精"补诸虚，填精补髓"，人参补脾胃、生阴血，长期服用，固元归本，补肾填精，补回熬夜透支的肾！

· 美颜笔记 ·

· 美颜笔记 ·
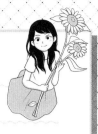

· 美颜笔记 ·

· 美颜笔记 ·

第六章

滋补气血，青春不老

女生养生首先应重视保养气血，气血足才能使面色红润靓丽、精神旺盛。特别是经期后和生产后的女性朋友，更要格外重视补充身体的气血。

气血充足，人才活力满满

女人气血充足，才能健康有活力，皮肤、气色才会好。一旦气血不足，各种亚健康问题就来了，如头晕乏力、精神不好、气色暗淡、面色苍白、失眠多梦等，还有的人会耳鸣，眼睛里没有神气。如果有上述症状，就需要补血养气了。

可以从造成气血不足的原因着手，看看我们能在生活中做哪些改善。

第一，过度劳累，压力太大，是耗伤气血的一大原因，所以不要让自己太累。

第二，中医认为情志是由五脏之气所化生的，若情志失调，则容易损伤脏腑气血，影响健康。经常发脾气的女孩子要学会调节自己的情绪，不大喜大悲、不嗔不怒、不忧不惧。

第三，著名中医罗大伦博士认为，血虚和脾胃虚密切相关。脾胃吸收了食物的营养物质，将其转化为血液。暴饮暴食、饮食不规律，极易导致脾胃受伤，引起血虚。

第四，因为女性特殊的生理结构和生理功能，一生中失血的机会很多，如果不懂滋养，容易导致血虚。所以经期后和生产后的女性朋友，更要格外重视补充身体的气血。

第五，不要熬夜，熬夜等于毁容！睡眠不足会影响内分

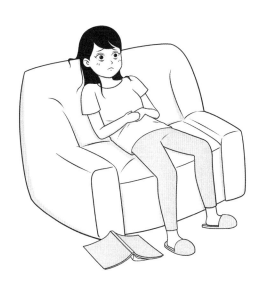

泌，会让肌肤以不可想象的速度老化，导致脸色暗淡无光，出现黑眼圈、眼袋、毛孔粗大、细纹等。此外，长期熬夜还会引发肥胖、肠胃功能紊乱等问题，毁的不仅仅是颜值，还有身体健康。

● 自测是否气血不足

气血不足，即中医学中的气虚和血虚，是引起早衰的主要原因。气虚会导致怕冷、自汗、耳鸣、精神萎靡、疲倦等，血虚表现在外就是面色偏黄、皮肤干燥、失眠多梦、健忘心悸等。气血同时亏虚就会导致形体失养、疲惫乏力、气短懒言、面色苍白等。

简单判断自己是否气血不足有以下几个方法。

❶ 看眼睛

主要是看眼白的颜色，如果眼白的颜色混浊、发黄、有血丝，就表明气血不足了。此外，眼睛随时都能睁得大大的，说明气血充足；反之，眼袋很大、眼睛干涩、眼皮沉重，也是气血不足的表现。

❷ **看皮肤**

皮肤白里透红、有光泽、有弹性、没皱纹、没斑，表明气血充足。相反，如果皮肤粗糙、没光泽、发暗、发黄、长斑等都表明身体状态不太好、气血不足。

❸ **看头发**

头发黑亮、浓密、柔顺，表明气血充足。相反，头发干枯、掉落、发黄、发白等都是气血不足的表现。

❹ **摸手的温度**

如果手一年四季都是温暖的，代表人气血充足；如果手心偏热、出汗，或手冰凉，都是气血不足的表现。

● **补血和补气可以一起进行**

人在血虚的状态下，情绪就会不太稳定，容易烦躁。这时，补血和补气可以一起进行。

补气血可以喝玫瑰桑葚茶。此茶不仅含丰富的钙元素和维生素，还含有葡萄糖，它们补血的功效很明显，并且有养心安神的功效，对于失眠、血虚也有很好的缓解作用。

《金匮要略》中记载，玫瑰、桑葚、冬虫夏草有益气健脾之效，再辅以阿胶、大枣、茯苓、枸杞子、橘皮，非常适合血虚的人饮用。

阿胶可以滋阴补血，促进血液的产生。重瓣红玫瑰含有人体所需要的维生素，可促进肌体的发育，调节和改善体内的新陈代谢。大枣、桑葚、枸杞子、橘皮都有益气、生血的功用，可以改善血虚，补气血。最常用的方法就是以上8种食材各取15克，取适量纯净水，用文火煎煮25分钟饮用，可以在短期内改善身体气血不足的情况。

● 怎样补血最有效

俗话说"血为人之本"，然而女性却因为月经或经历怀孕及生产，更容易出现血虚的情况。很多女性在日常保健中都会格外注意补血，那么，怎样补血最有效呢？

❶ 补血前先看体质

补血养血之前，首先要辨清自己的体质，并不是所有人都是虚性体质。根据"王琦中医体质九分法"，我们的体质除了气虚质、阳虚质、阴虚质等虚性体质外，还有痰湿质、湿热质、瘀血质、气郁质、特禀质等。不是虚的体质却盲目进补，只会使身体"虚"不受补。

❷ 女人补血以滋阴养血为主

女人血虚补血不能单靠吃补血药。中医理论里的补血，往往和补气、补阴、补阳、补肾这些概念联系在一起，有时要补血活血，有时要理气活血，有时甚至二者相互包含。一般很少只是单纯地补血。

从中医的角度来说，女人补血要以滋阴养血为主。阿胶、当归、红枣、枸杞子、桂圆、何首乌等就是非常好的补血养颜的食材。干燥的季节，莲子红枣茶、阿胶糯米粥和百合山药枸杞汤都是不错的选择。

另外，除了需要注意饮食外，还要注意保持心情愉快、生活规律、不熬夜、积极锻炼、合理膳食、均衡营养、经期忌食生冷等。心情愉快、性格开朗，不仅可以提高身体的免疫力，而且有利于身心健康，同时还能增进骨骼里的骨髓造血功能，使皮肤红润、面有光泽、气血充盈，这样才能确保我们拥有健美的身体和靓丽的容颜。

女性养血补气的调理方

● 养好面部气色

❶ 皮肤没有光泽，需要补气血

好多女生皮肤粗糙、没有光泽，晚上翻来覆去睡不着，这是气血不足的表现。推荐一个滋补气血的小方子：取桂圆 5克，红枣 5枚，核桃 15克，黑豆 5克煮水饮用。红枣被称为"天然维生素丸"，含有丰富的维生素，还能润心肺、补气血。核桃能黑发、润肤，每天食用，能让你面色红润、容光焕发。

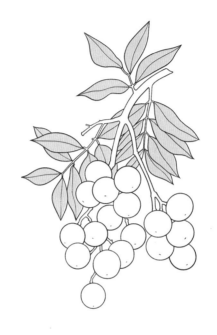

桂圆

❷ 气色不佳，长鱼尾纹，桃胶来帮忙

女性最怕皮肤松弛，长出鱼尾纹、法令纹，怎么化妆、敷面膜都没有用。中医认为，长皱纹其实是内在气血流失，女性补足气血，才能更加年轻。推荐一个美容的妙方：取桃胶15克，银耳10克，枸杞子5克煲汤饮用。《本经逢原》中称"桃树上胶，最通津液，能治血淋、石淋。痘疮黑陷，必胜膏用之"。

❸ 耳部按摩操，可以让气血充盈

耳朵是人体的缩影，身体的变化都能从耳朵上看出来。平时放松的时候可以做一做耳部按摩操，捏捏耳朵，可以让你面部红润有光泽。具体方法如下：①摩耳轮，用拇指和食指沿着外耳轮来回摩擦，活血益气、防止感冒。②摩对耳轮，用拇指和食指沿对耳轮上下摩擦，可以防止颈椎、腰痛和乳腺问题。③提捏耳垂，双手提捏耳垂直至发热，可美容明目，缓解头昏脑涨。放下手机，经常捏一捏耳垂，让气血充盈，提神醒脑。

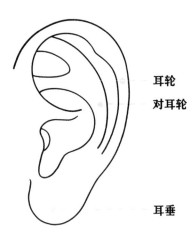

耳轮

对耳轮

耳垂

❹ 皮肤暗黄，美容小方子来调理

皮肤粗糙暗沉、面色发黄，买再多美白化妆品都没用。为大家推荐一个在明代流传广泛的中医美容方，可解决皮肤粗糙暗沉、黄褐斑等问题。每天取白茯苓、白芷、白术各 15 克，加入 300 毫升水，煮水后代茶饮；或研磨成粉后温开水冲服，每天 1 次；或加水和蜂蜜做面膜使用。《神农本草经》中记载，白芷润肤，白茯苓和白术可以美白、祛斑，让皮肤

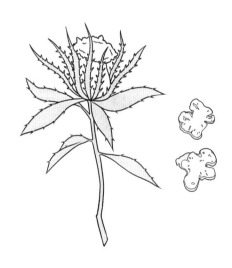

白术

更加嫩滑。坚持一段时间，可以让你由内而外自然美白！

❺ 眼圈发黑、眼袋重，不是颜值低，是气血不足

有些女生眼圈发黑、眼袋很重、没精打采，很不好看，这其实不是颜值低，而是气血不足。别担心，可以试试四物汤和四君子汤。

四物汤是补血的常用方，也是调经的基本方，可取地黄12克，当归10克，白芍12克，川芎8克用水煎服。四君子汤则是中医的经典方剂。在中医方剂学中，滋补方药的第一个方剂就是四君子汤，此汤为补益剂，具有补气、益气、健脾之功效。可用人参、白术、茯苓各9克，甘草6克煮水煎服。这两种汤坚持喝一段时间，可让气血充足，改善以上症状。

❻ 女人不想老得快，常按一个穴位

为什么有的人皮肤光滑细腻，一点儿都不显老，而有的人却早早长出了皱纹、黄褐斑，用什么护肤品都没用？教你按揉一个穴位，改善面色暗沉、皱纹横生，那就是少府穴。我们握拳时小指指尖所触碰到的地方就是少府穴。用大拇指的指腹按压6秒，反复30次。可以清心泻热，使面色红润，配合艾灸效果更好。

● 体寒，如何温补

❶ 驱寒温补，冬天不再"冰冰的"

冬天的时候，有的女生手脚冰凉，盖多厚的被子都没用，那是因为气血虚弱不畅，血液到达不了四肢。想要改善，一定要从补气血开始。推荐一个简单的小方子，补血养血。取红枣、干桂圆、枸杞子各5克，冰糖少许，煮水温服。《神农本草经》里把枸杞子列为上品，久服滋补益气，可从内改善气血循环，让你手脚热乎一整天。

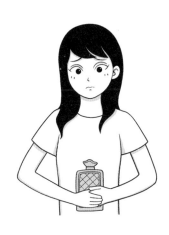

中医认为，寒则下行，不及时调理，等寒气下到腹部就会变成宫寒，导致月经不规律、痛经，严重时还会影响生育。怕冷的女生可以多泡脚：取艾叶 50 克，益母草 10 克，老姜 15 克煮水泡脚。艾叶、老姜驱寒效果好，益母草能够促进血液循环、温经活络。睡觉前泡 15 ~ 20 分钟，让浑身暖暖的，再也不会"冰冰的"。

❷ 改善手脚冰凉，护好"第一要穴"

女孩子如果手脚冰凉、小肚子一层层，还经常便秘、生理期不规律，可自查神阙穴有没有着凉。神阙穴位于肚脐处，是五脏六腑之本、元气归脏之根，保护好神阙穴，才能守好身体的热量。南怀瑾老先生有一个肚脐保健方：取花椒、干桂圆各 5 克，加入适量艾绒打烂，睡觉时贴在肚脐上，怕冷的女孩子还可以放上热水袋加温，以此促进吸收。

桂圆养血安神，艾绒温通经络，花椒散寒、辛香，促进吸收，贴一整晚，能够让身体温暖，肤色亮白，改善女孩子面色暗黄、长斑、头发越来越稀疏的症状。

● 痛经跟阳气的过度损耗有关

中医讲"脾乃后天之本"，把脾阳补足了，是养好全身阳气的第一步。不要小看这个阳气，《黄帝内经》中说"阴成形，阳化气"，各种增生、肿瘤、癌症都是"阴成形"的结果，需要阳气来化它。

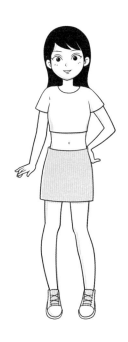

痛经跟阳气的过度损耗有关系，熬夜、饮食生冷及穿露脐装，都会伤阳气。女生在这些生活小节上要格外注意。

● 女性补气血的小妙方

❶ 气血不足长皱纹，喝玫瑰人参茶

气血不足会导致皮肤粗糙、眼角细纹，整天疲倦没精神，这些都是身体开始衰老的警告。这是体内湿气重，气血不足，气滞血瘀导致的。女性从 25 岁开始皱纹增多，30 岁之后身体各项机能逐渐衰退。别害怕，推荐一个小方子，坚持服用，可以延缓衰老：取玉竹、人参、茯苓、红玫瑰各 10 克，泡水喝。

❷ 气血虚弱型痛经的补气益血方

女性气血虚弱还会引起痛经，如果在经期或经期结束后出现腹部隐痛，经血量少、色淡、质地稀，身体乏力、气色欠佳，就是气血不足引起的。推荐一款补气益血的方剂——当归补血汤：取当归 10 克，黄芪 50 克，生姜 2 片，红枣 5 颗，加水煎服，经期前后都可以服用，每日 1 ～ 2 次，可缓解经期不适，美容养颜。

❸ 身体"懒"，可能是气虚的问题

气虚的人会特别懒，对什么都提不起精神，一回到家就想躺在沙发上，做什么事都不积极，动一下就浑身无力。这可能不是真的懒，而是气虚的表现。可取红枣、枸杞子、桑葚、杜仲、覆盆子各 5 克煮水代茶饮用。《神农本草经》记载大枣"和百药"，是指其可解百药毒，食用后轻身、益气，连续喝上 1 个月，不再懒懒的。

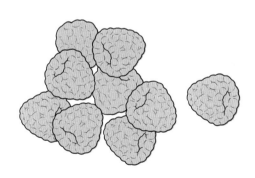

覆盆子

❹ 白白胖胖，一活动就累？是病，得治

有些女生虽长得白白胖胖，但一活动就喘、出汗，出完汗就怕冷，这些女生大部分属于气虚。

推荐饮用黄芪陈皮茶：取黄芪 15 克，陈皮 6 克，开水泡后，闷上 15 ~ 20 分钟即可。可以喝一整天。

中医认为脾胃的气机通畅尤为重要。黄芪可补中益气。黄芪搭配陈皮，其中黄芪补气，陈皮行气，有助于改善气虚乏力的症状。

❺ 更年期烦躁，一定试试它

经常觉得心慌、烦躁，还总是腰酸背痛，睡着睡着就一身汗？女人过了 49 岁，很容易气血衰弱，五脏气血一下子适应不了，就会失去平衡，出现各种综合征。教你一个小方子改善更年期不适：取乌梅 15 克，桑葚、燕麦各 10 克煮水服用。《伤寒论》中提到乌梅既能滋肝，又能敛肝，现在中医也用它来辨证调理女性问题。连续服用此方 1 个月，可改善更年期不适，缓解焦虑、心慌，延缓衰老。

● 痛经如何调理

❶ 一个妙方，拯救"冷宫"

　　女性宫寒，就像冬天没有了太阳。血气遇寒凝结，会导致经期推迟、痛经，让人手脚冰凉、身材走样、长黑眼圈和黄褐斑。体寒的女性可以试试这个暖宫小方：取姜丝 15 克，红枣 5 克，肉桂 5 克，桂圆 5 克，加入红糖熬制成膏，温水服用。生姜辛温散寒，红枣、桂圆补气养血，肉桂温经散寒。每天来一杯，可温暖身心，告别"冷宫"。

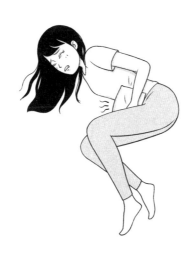

生姜加3物，神仙都让路

①生姜＋葛根，可以排除体内的寒气和湿气。②生姜＋枸杞子，可以加速代谢、降低血脂，让皮肤白白嫩嫩。③生姜＋薏苡仁，可以帮助减掉大肚腩和"水桶腰"。

❷ 缓解痛经的3个穴位

很多女孩子一到经期那几天就浑身无力、腹痛难忍。教你按摩3个穴位，可缓解痛经。①点揉合谷穴。两手一握，大拇指所对位置就是合谷穴，每天反复点揉50次可缓解痛经。②点揉内关穴。内关穴位于手腕上两寸位置，使劲按揉有止痛作用。③点揉三阴交。三阴交位于内踝尖上3寸位置，每天反复揉50次，此法效果明显。

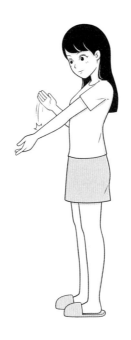

❸ 怎样挑选真红糖，90% 的人都喝错了

有的女性喝完红糖水，痛经却一点儿都没有缓解，是什么原因呢？你喝的可能是假红糖。买红糖一定要选配料表上写着"甘蔗"的，那些写着"赤砂糖"的，喝了不仅没有效果，还会让人发胖，怪不得没效果。总是怕冷的女性可以取老姜 5 片，枸杞子 5 克，再加 1 块红糖煮水饮用，喝完驱寒发汗，可改善气血不足。

- **生理期养护方**

❶ 生理期烦躁易怒，一个穴位可"降火"（男生必看）

有些女生在生理期前会感到莫名烦躁，同时胸部非常胀痛、月经量少或痛经。此时可以按揉一个穴位来缓解，那就是太冲穴。太冲穴位于足背部第一、第二跖骨间，跖骨结合部前方的凹陷处。每晚睡前用拇指轻微用力按揉 5 ~ 10 分钟，能够改善烦躁焦虑、缓解痛经，配合艾灸效果更好。

❷ 月经长期量少该怎么调理

女生如果经常月经量少，每次来两三天就没有了，一片卫生巾都无法打湿，还伴随腰膝酸软、有气无力、嘴唇颜色发白，那就是血虚或肾虚导致的生理期量少。别担心，介绍一个食疗的方法：准备适量的黑木耳、红枣、红糖，加水煮沸后连同木耳、红枣带汤服用，可以很好地调节月经。

❸ 月经迟迟不来怎么办？一个穴位教你"催经"

有些女生月经总是迟迟不来，担心是不是身体出了问题。其实生理期会受到心情、作息等许多因素的影响，如果不是经常性月经推迟、不规律，是不用特别紧张的。如果月经晚来了，可以按揉这个穴位：制污穴。将大拇指近节的中央线平均分成四等份，然后每等份之间的交点处就是穴位所在。用圆珠笔头或磨掉尖的牙签、木棍点按穴位附近的痛点，先左手后右手，各50下，你的月经很快就会来了。

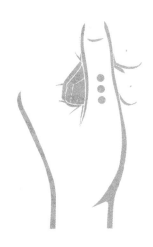

制污穴

❹ 痛经、闭经、月经不调，一个方子来解决

有些人的痛经是血瘀导致的，血瘀型痛经的表现：经血是暗红色或红黑色，疼痛的感觉有时轻有时重。介绍一个特别有用的小方子：当归 10 克，川芎 8 克，桃仁 10 克，赤芍 12 克用水煎，空腹服用。这几味药材是改良版的四物汤，能够祛瘀理气，对于改善血瘀型痛经效果很好。不过，不同体质人群的配比不同，这个要遵医嘱。

❺ 一个动作，疏通三焦

三焦堵则百病生。上焦不通，会造成气血凝滞、颈椎病；中焦不通，容易出现腹胀、肚子上的肉多、便溏和痛经等症状；下焦不通会造成女性气血亏虚和妇科炎症。教你一个动作疏通三焦：每晚睡前站立，从肩膀向手腕处拍打双臂。我们的胳膊外侧是三焦经的行走路线，每晚睡前左、右各拍打 50 下，可帮你疏通三焦，浑身清爽。

3招教你喝对红豆薏苡仁水

红豆薏苡仁水很多人都知道，但是很少有人能喝对。要想喝对，要注意以下几点：①红豆没有祛湿的效果，外形细长的赤小豆，才能达到健脾益气、利水除湿的效果。②很多女性朋友属于偏寒的体质，要少吃寒性食物以免伤害脾胃。薏苡仁是寒性的，最好先炒一下，以祛除寒气。③赤小豆和薏苡仁质地较硬，很难煮烂，先用热水浸泡一个小时，煮出来的口感更好，也能保护脾胃。

❻ 睡前护好肚脐，胜过无数良药

女生如果经常手脚冰凉、睡不好觉、脸上冒痘、脸容易出油、虚胖，这都是体内寒湿过重的表现，时间久了不仅容易导致痛经，还会加速衰老。别担心，取艾叶、花椒、甘草、吴茱萸、桂圆适量打烂，睡前贴在肚脐上方。花椒温中散寒，桂圆肉补血益脾，再加入温经通络的吴茱萸，坚持贴一周，可排出体内的寒湿，找回好气色。

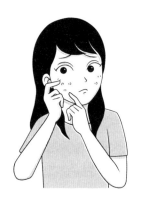

● **补血养血推荐 6 种常见食物**

① **乌鸡**

用乌鸡煮的汤甘温、补虚损、养阴血、大补气血，对阳虚、气血两亏的人比较适宜。但不宜吃太多，一个月最多两次。容易上火的人也不能长期吃。

② **红糖**

红糖性温，有益气补血、健脾暖胃、活血化瘀、止痛之功效，适合怕冷、体质虚寒的人食用。胃炎、胃溃疡引起的胃痛患者和糖尿病患者不宜食用。

❸ 黑芝麻

黑色和红色的食物多有补血的功效。黑色的食物入肾，有助于肾藏精纳气。肾藏精，精生髓，髓化血。因此，血的根本也在于肾。

芝麻入肝经、肾经、肺经、脾经，有补血明目、生精通乳、益肝养发的功效。食用芝麻，可以促进肾生血、肝藏血和脾统血的功能。

❹ 红枣

红枣可以养胃健脾、补血安神，又能滋润心肺、调和营卫、生津液、通经络。对于贫血、脸色苍白、气血不足有很好的调养作用。

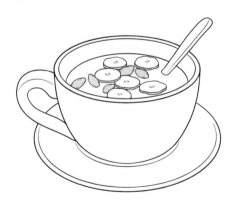

枸杞桂圆红枣汤

❺ 猪肝

有血虚症状或者缺铁性贫血的人，平时可以多吃点猪肝。因为猪肝中含有丰富的铁质，特别适合血虚的人食用，常食可起到补血的作用。

❻ 莲藕

莲藕性温和，生吃可以清热凉血，止血散瘀；熟吃可以健脾胃、养血。

女性多吃莲藕有好处，但月经期间和向来体寒、痛经的女性不宜生吃莲藕。糖尿病患者不宜吃熟的莲藕或藕粉。

脏腑的排毒时间表

中医将一天的十二个时辰，与人体十二脏腑的气血运行及经络对应。在相应的时辰顺经络走势拍打、按摩、刮痧，可以因时、因病调理脏腑气血阴阳，在特定的时间点起到排毒养颜的功效。

23:00—1:00【胆经，勿熬夜】

胆为中正之官，五脏六腑决断于胆。"气以壮胆，邪不能侵。胆气虚则怯，气短，谋虑而不能决断。"三更时（也称子时），胆经会引导人体阳气下降，身体开始进入休养及修复阶段，熬夜会导致胆火上逆。人在子时前入眠，胆方能完成代谢排毒，早晨醒后才能头脑清晰、气色红润。

1:00—3:00【肝经，入眠佳】

肝藏血，废旧的血液需要淘汰，新鲜血液需要产生，这种代谢通常在肝经最旺的丑时完成。"卧，则血归于肝"，丑时前未入睡者，易生肝病。

3:00—5:00【肺经，深睡眠】

"肺朝百脉"，肝在丑时把血液推陈出新之后，将新鲜血液提供给肺，通过肺送往全身，人才得以在清晨面色红润，精力充沛。因此，寅时睡得熟，气色好精神足。

5:00—7:00【大肠经，排便顺】

肺与大肠相表里，肺将充足的新鲜血液布满全身，紧接着促进大肠经进入兴奋状态，完成吸收食物中水分与营养、排出渣滓的过程。此时（卯时）多喝温开水可帮助排便。

7:00—9:00【胃经，吃早餐】

脾胃为气血生化之源。足阳明胃经是多气多血之经，辰时人体的胃肠消化吸收功能最强。此时不宜食用燥热及辛辣食物，以免伤胃败脾。

9:00—11:00【脾经，慢饮水】

"脾主运化，脾统血。"脾是消化、吸收、排泄的总调度，又是人体血液的统领。"脾开窍于口，其华在唇。"脾的功能好，消化吸收好，血的质量好，嘴唇才是红润的。此时（巳时）可敲打脾经，启动人体发电站。

11:00—13:00【心经，宜小憩】

"心主血脉，开窍于舌，其华在面。"心气推动血液运行，养神、养气、养筋。人在午时能睡片刻，对于养心排毒大有好处，可使下午乃至晚上都精力充沛。

13:00—15:00【小肠经，不要吃】

小肠泌别清浊，把水液归于膀胱，糟粕送入大肠，精华上输送于脾。小肠经在未时会对人一天的营养进行调整。所以此时不宜饮食。

15:00—17:00【膀胱经，多喝水】

膀胱贮藏水液和津液，水液排出体外，津液循环在体内。因此，这段时间（申时）要多补充水分，这样有助膀胱排出体内废物，以促进泌尿系统的代谢。

17:00—19:00【肾经，要休息】

"肾藏生殖之精和五脏六腑之精。肾为先天之根。"人体经过申时的泻火排毒，肾在酉时进入贮藏精华的阶段。此时宜休息。

19:00—21:00【心包经，别多吃】

"心包为心之外膜，附有脉络，气血通行之道。邪不能容，容之心伤。"心包是心的保护组织，又是气血通道。心包经戌时兴旺，可清除心脏周围外邪，保护心脏功能。若晚餐吃得太丰盛，易耗伤心包气血。

21:00—23:00【三焦经，心平静】

三焦是六腑中最大的腑，具有主持诸气、疏通水道的作用。亥时三焦通百脉，人如果在亥时能处于睡眠状态，百脉可休养生息，对身体十分有益。

养气血食补方

- ## 山药萝卜粥

材料：大米150克，山药300克，白萝卜半个，芹菜末少
　　　许，水、盐、胡椒粉、香菜各适量。

做法：大米洗净沥干，山药和白萝卜均去皮洗净切小块；
　　　锅中加10杯水煮开，放入大米、山药、白萝卜稍
　　　微搅拌，至再次滚沸时，加盐调味，改中小火熬煮
　　　30分钟，加入调料即可。

功效：调节气血，减脂瘦身。山药被视为健脾圣品，对于
　　　女性丰胸、肌肤防皱有很好的功效。白萝卜则排水
　　　利尿、帮助消化，避免脂肪堆积。

- **山药薏苡仁粥**

材料：山药、白茯苓各 30 克，薏苡仁 50 克，芡实 15 克。

做法：先将山药、白茯苓、薏苡仁等都用清水洗干净，并且用清水浸泡 30 分钟。再将所有的材料同清水一起放入锅中用旺火煮开，改文火，等粥稠了之后盛出就可以了。

功效：山药、薏苡仁本身都具有很强的排毒养颜功效，特别是对于压力大的女性，山药薏苡仁粥还具有清心明目之功效。

- **南瓜花生粥**

材料：南瓜、花生。

做法：先把 20 粒花生切碎；150 克南瓜去皮，并切成小块。在锅中加入足够的水，然后放入南瓜和花生。用大火煮开 20 分钟之后转为小火，待其软烂即可。

功效：养颜排毒，对于气血两虚的女性朋友可起到滋补的作用。

- **山药红豆薏苡仁粥**

材料：山药、红豆、薏苡仁、燕麦片适量，可以根据自己
　　　的喜好增减。

做法：先将红豆和薏苡仁洗干净，然后浸泡半小时。山药
　　　去皮，切成小块。再把浸泡好的红豆、薏苡仁同燕
　　　麦一起倒入锅中焖煮30分钟，然后打开锅盖加入
　　　山药，开火煮至山药软糯就好。

功效：补元气，对于长期血气不足、脸色偏黄的女性有很
　　　好的保健功效。但是正处于经期或者妊娠期的女性
　　　最好不要食用。

♥

如何判断自己是否血虚

明明吃得很多，却不长肉，这让胖子们羡慕不已，却让瘦子们感到烦恼。其实，血虚是导致消瘦的真正原因。那么，如何判断自己是否血虚呢？

● 6个症状说明你血虚

脸色白。脸色是最能判断一个人身体状态的。血液不能向上供应到头和脸，就会出现面色苍白、嘴唇色淡的情况。

头晕、头疼。血虚会让大脑失去滋养，主要表现为头晕、头疼。

皮肤痒。血虚不能滋养肌肤，就会出现皮肤干燥、脱屑、瘙痒等症状。

月经量少。血虚可使月经出现量少、经后腹痛或腰疼、点滴不畅甚至闭经等症状。

脱发。"发为血之余"，头发靠血液滋养。血虚会出现掉发过多，头发易折断，甚至脱发等现象。

衰老。人体缺少血液的滋养，各器官组织失养，会出现早衰的症状。如皮肤皱褶、肌肉萎缩、易疲劳、记忆力减退等症状。

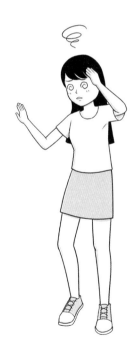

气血好的女人，才会好看

女人气血虚的危害很大，不仅会造成皮肤暗淡无光，还会导致提前衰老，因而及时补气血非常重要。

气血同补

血可使皮肤颜色红润。面部的血管尤其丰富，头发和眼睛的营养也依赖于血。

血与气是息息相关的。所谓"血为气之母，气为血之帅"，讲的就是血能促进气的生成，气能推动血的循环。

所以，血虚除补血外，还要补气。气血同时调理，是远离血虚的关键。

● 养血之道

血虚的常见原因包括失血、劳累、脾胃虚弱、思虑劳神过度等。

对于长期坐在电脑前工作、经常加班熬夜的女性，很容易气血虚弱。这类人应劳逸结合，特别注意眼睛的休息与保养，且保证充足的休息。

脾胃功能会直接影响营养物质的吸收。一旦吸收功能下降，会使身体的造血减少，时间久了就会诱发血虚，因此要注意调理脾胃。

情志不畅的人，容易使肝气郁结，血液暗耗。只有保持良好的心情，才能增强身体的免疫功能，让造血机能更旺盛。

● 饮食调理

在饮食方面，女性应注意搭配，做到食物多样化，不要过度节食，不然会导致气血虚。平时应适量吃些调补气血的食物。

1.红枣。味甘，性温。既能补气，又能养血。

2.桑葚。味甘、酸，性寒。可滋阴补血，生津润燥，并且含有丰富的葡萄糖、果糖、钙质和维生素，有很好的补血安神功效，尤其适合血虚失眠的人。

3. 龙眼肉。味甘，性温。能补血、养心、安神、益智，可以缓解血虚体弱之人的心慌、头晕、失眠和健忘等。

此外，可以生血的食物还有赤小豆、乌鸡、黑芝麻、猪肝、鸡肉、鸡肝、鹌鹑、青鱼、红皮花生等。

● **中药调理**

1. 当归。中医最常用的补血中药。

2. 阿胶。中医认为，阿胶有滋阴补血的功效。

另外，枸杞子、桂圆、熟地黄、白芍、黄芪、党参、人参等都有益气生血的功效。

· 美颜笔记 ·

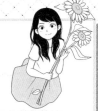

· 美颜笔记 ·

记录能让你悄悄变美的小知识

· 美颜笔记 ·

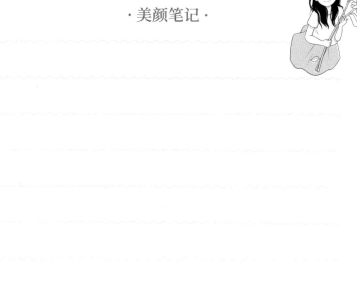

· 美颜笔记 ·

第七章

神奇妙招，减龄 10 岁

青春是人一生中最美好的时光，但随着岁月的流逝和皮肤胶原蛋白的流失，许多女性面部开始显现初老的迹象。想要保持青春靓丽的容颜，那就来看看能让你光彩照人的减龄绝招吧！

熬夜后的黑眼圈怎么消

　　黑眼圈分两种：一种是血液循环不畅形成紫红、青色的黑眼圈；另一种是眼睛浮肿、眼袋松弛在脸上留下阴影，形成棕茶色的黑眼圈。

　　眼睛周围的皮肤依靠肝胆经的滋养，可以从外养和内调两方面改善黑眼圈。外养可自制补水眼膜敷在眼睛下方，滋润皮肤，促进血液循环；内调可以喝银耳汤。清代张仁安称银耳为"润肺滋阴要品"，每天睡前喝 1 碗银耳汤，滋阴润燥，身体滋润了，黑眼圈才会好。

天然美容方，快速嫩肤

皮肤干燥、毛孔粗大，抹再多化妆品都遮不住，脸上干得起皮，都不想出门见人。怎么办？经常熬夜，喜吃油腻、含糖量过高的食物都会让皮肤变差。介绍一个快速美白嫩肤的小方子：取玫瑰 5 朵，玉竹 10 克，研磨成粉，加水调成面膜使用。玫瑰保湿、抗衰老，玉竹含有丰富的维生素 A 和黏液质，现代医学研究证实其可以润泽皮肤、改善皮肤干裂粗糙的状况。每晚睡前敷 1 次，连续使用 2 周，可以有效改善皮肤。

比奶茶还好喝的饮品，美白又祛痘

　　我们平时吃的各种颜色的蔬菜、水果等都是很好的天然化妆品，有神奇的美容效果。红色果蔬如番茄、西瓜、红桃等含有多种维生素、糖类及微量元素，颜色醒目、令人兴奋，可以增进食欲、光洁皮肤，让表皮细胞再生，抗衰老；白色果蔬如莲藕、菱角、竹笋、椰子、白木耳等，入肺经，洁净、清凉，可以益气补中、增白皮肤；绿色果蔬如菠菜、丝瓜、青椒、青笋、青蒜、青豆、猕猴桃等，入肝经，鲜活、明媚，可以消炎抗菌、增进食欲、嫩白皮肤；黄色果蔬如黄豆、核桃、香蕉、菠萝、黄桃、生姜等，入脾经，可以益气健脾、健脑益智，保护心血管，延缓皮肤衰老；黑色果蔬如海带、黑木耳、黑芝麻、黑豆等，入肾经，可以补肾乌发、降血脂、嫩白肌肤、延缓衰老。

此外，卷心菜、茄子、葵花籽油、鸡肝等含有维生素 E，可以抗神经细胞老化，破坏自由基化学活性，调节激素正常分泌，使皮肤滋润白嫩；动物肝脏、鱼卵、奶、蛋类含有维生素 A，可以预防皮肤干燥、脱屑；鱼、虾、蘑菇、花粉中含有核酸，可以减少面部的皱纹；麻油、蜂蜜等也是很好的美容食品。

推荐几款美容饮品，既补水排毒，又美白祛痘，而且比奶茶还好喝！

① 柠檬 + 百香果——美白；

② 菊花 + 山楂——排毒；

③ 柠檬 + 菊花——祛痘；

④ 玫瑰 + 红茶——去粉刺。

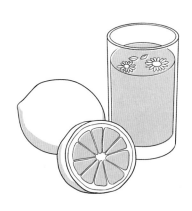

柠檬菊花茶

想要眼睛有神又动人，这个绝招你得会

上班本就累，眼睛难受更是苦不堪言。想要缓解眼疲劳，除了滴眼药水，你还可以这样做：将一块毛巾泡在 50 摄氏度左右的温水里面，拿出来拧干，敷在眼睛的周围，可促进血液循环，然后用两手的掌根部轻轻叩击眉弓这个位置 3 分钟，可

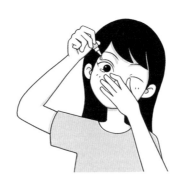

以起到缓解眼部疲劳的作用。

我们还可以用枸杞子加上菊花泡茶喝，达到清肝明目的效果。

工作再累，也要记得保护好你心灵的窗户哦。

要想美丽，先从调理脾胃开始

肌肉松弛、皮肤没有光泽的女性，如果想保持年轻，时时刻刻绽放光彩，就需要认真调理脾胃。脾胃不好百病生，要想美丽就得先从调理脾胃开始。

给大家推荐一些调理脾胃的好方法，简单易行，省时省力。

❶ 喝姜糖水

对于大多数现代人而言，脾胃虚弱其实主要就是脾阳虚、胃肠有寒。可以每天早上喝一碗姜糖水，以祛除肠胃里的寒气。

❷ 吃韭菜

春天最适宜吃韭菜，可以改善脾胃虚寒症状。春天气候冷

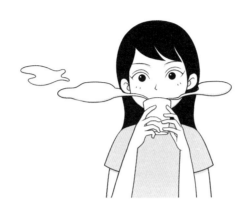

暖不一，需要阳气，而韭菜性温，最适宜人体。但韭菜不易消化，注意一次不要吃太多。

❸ 吃怀山药

一般意义上的脾胃虚弱者，可以多吃怀山药健脾。但是如果脾胃虚寒的话，建议还是少吃为妙，因为怀山药是助湿的，脾胃过于虚弱者是不宜食用的。

与此类似的还有牛肉、红枣、南瓜、花生、固元膏、枸杞子等，这些对于平常人或一般意义上的脾胃虚弱者的确是有补血补肾的功效，但对于脾胃严重虚寒者来说并无助益，反倒有可能增加负担。

❹ 喝粥

粥比较容易消化，能减轻胃肠负担。尤其是对于脾胃功能相对较弱的老人和孩子，以及术后或者胃动力不足的人而言，喝粥减轻脾胃负担，是最好的养胃方式。

❺ 常吃薏苡仁

很多人家里经常用薏苡仁煮粥煲汤，但是一般都用生薏苡仁。其实将薏苡仁炒一下，它健脾温脾的作用会更加明显。用小火把薏苡仁炒至金黄焦香——所谓"焦香入脾"，多了一分温涩，加强了温脾的效果。

❻ 吃点陈皮

每天可以吃点陈皮。陈皮有醒脾化痰之功效，脾是生痰之源，痰被化掉了，其实也就是在健脾了。

❼ 吃炒米和锅巴

按中医的五行学说，黄色入脾，所以炒得焦黄的大米和锅巴都是入脾健脾的，脾胃不适的人，可以多吃。

肠胃弱的人在饮食中要注意少吃寒凉食物，少喝冰镇饮料、奶茶，少吃冰冻甜品等。另外，吃东西要细嚼慢咽。食物嚼得越细碎，肠胃的负担越轻，食物越容易转化成气血。因为细嚼慢咽除了能将食物尽可能地嚼碎以利消化之外，还能使人不断产生唾液，而古人称唾液为上泉之水，是世上最好的健脾胃之良药。

用按摩穴位和运动的方法健脾胃

❶ 揉带脉

脾主运化，脾胃虚弱则会运化不力，造成身体水湿停滞。带脉的位置在人体的腰部两侧，主要联系下腹部的脏腑和器官。揉带脉一方面能健脾阳，另一方面则能振奋肚腩两侧胆经的阳气，迅速化开小腹内积聚的水湿。

当然，要是觉得揉带脉的力度不足的话，也可以用手握成拳来敲，这个方法对便秘的缓解也非常有效。

❷ 爬山

《黄帝内经》中有一句话，叫作"谷气通于脾"。请注意，在繁体字中，"山谷"的"谷"写作"谷"，而"谷物"的"谷"

写作"穀"，二者不可混用。唐代医家王冰对此的解释是"谷空虚，脾受纳故"。用现代语言来说就是爬山不仅能锻炼筋骨，让人大汗淋漓，而且也是排除体内水湿的好办法，同时还能让人的脾通天地之气、山谷之气。

那些便宜又好用的祛痘方

教你一些便宜、好用、可自制的祛痘方。

❶ 马齿苋草汁敷脸

方法：将马齿苋草捣碎榨成汁，直接涂在患部，或加上蜂蜜调水当面膜使用。敷脸等待约 20 分钟后，以清水彻底洁面即可，能瞬间清凉肌肤。

功效：马齿苋，中医用于治疗湿疹、皮炎，具有收湿止痒、清热消肿的作用。尤其对于一些脓疮、痘痘等化脓性皮肤病有很好的解毒作用。

❷ 芦荟汁敷脸

方法：用天然的芦荟捣碎或者榨汁，在晚上洁面后，将其

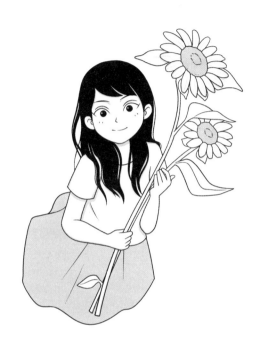

敷在脸上20分钟后取下，并洗干净脸部，脸上红红的痘痘就会明显暗淡，消炎效果非常好。

功效：芦荟有抗菌、修复组织损伤及保护皮肤的作用。芦荟里面含有芦荟多糖等绝佳的消炎抗菌成分，能有效抑制痘痘、粉刺，还能提高皮肤的抵抗力。

❸ 祛痘美白二合一的好方子

方法：将适量白芷、白果、白菊花一起捣烂磨细，加入适量的珍珠粉，搅拌均匀，再倒入适量的蜂蜜，蒸过之后每晚涂抹在脸上，第二天早上用温水洗去。

功效：此方滋养皮肤，且能防皱祛斑，增加面部光泽。

赶走"富贵包"，让你告别虎背熊腰

"富贵包"是坐办公室的职场人常见的一种疾病。经常玩手机的人，总是保持低头、脖子前伸、含胸驼背的姿势，脖子和后背的肌肉因此紧张痉挛，慢慢地还会变得肿胀，于是形成了脖子后面的大包。给大家推荐2个赶走"富贵包"的小妙招：

①头后缩，收下巴，双臂向后展开，能感觉到肩胛骨被收紧，肩膀放松，保持15秒，重复6次。

②背靠墙，脚后跟、臀部也紧贴墙面，收下巴，让耳垂、肩峰、髋关节在一条垂直线上。

腰痛，也许是腰椎的问题

很多人久坐不动，时常腰痛，来问我是不是得了腰椎间盘突出。一个动作，跟我一起来检测一下。

把手背到身后，低头收肩，含胸弯腰，抬起小腿，勾起脚尖，这时候如果引起从腰到腿放射性疼痛，那就是腰椎间盘突出的征兆了！

如果只是腿的后方有牵扯疼痛，就只是神经张力过高；如果没等勾起脚尖或者下巴不自觉抬起，就引起了从腰到腿的放射性疼痛，那就是你的腰椎间盘突出比较严重，一定要去医院了。

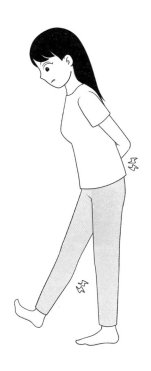

女性乳腺自查

乳腺疾病被称为女性健康的"头号杀手",很多人平时不留意,发现的时候就已经是中晚期了。怎样早发现、早预防、早治疗呢?教你一只手快速有效地自查乳腺。

把胸部分为4个部位:内上、外上、内下、外下,一只手按顺时针方向,360度循环地向外上触摸。外上腺部位最容易诱发乳腺癌,如果在这里摸到了结节,无论是否红肿胀痛,一定要引起重视,到医院进一步检查。把这个方法教给你关心的人,让大家都学会自查吧!

· 美颜笔记 ·

· 美颜笔记 ·

记录能让
你悄悄变美的
小知识

· 美颜笔记 ·

第八章

改善失眠，精神焕发

睡眠不好会导致营卫失和、肝郁脾虚，影响五脏六腑的正常运转。当你发现自己睡眠异常时，一定要及时调理，不要等影响到健康了，才追悔莫及。

睡眠异常的 5 个表现

有以下 5 个表现，你就要小心了！①入睡时间长；②睡眠浅；③噩梦多；④睡觉时说梦话、梦游；⑤睡醒之后仍然感觉

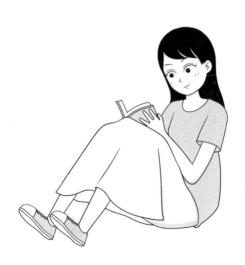

头昏昏沉沉的。

　　"医圣"张仲景把睡眠异常分为不寐、嗜睡、欲睡不睡三种类型，而睡眠不好会导致营卫失和、肝郁脾虚，影响五脏六腑的正常运转。当你发现睡眠异常时，一定要及时调理，不要等影响到健康了，才追悔莫及。

熬夜超过 1 年会有什么后果

晚上 11 点以后睡觉就是熬夜，一个人经常熬夜超过 1 年后，身体会出现哪些状况？①皮肤会快速衰老。②记忆力减退。③激素分泌紊乱，尤其是甲状腺激素分泌紊乱。吃得很少，但特别容易胖。④体内湿气过重，出现黑眼圈，眼睛和脸部浮肿。⑤口苦、口臭，头发爱出油，脸上爱长痘痘。⑥舌头出现齿痕，大便不成形，粘马桶。

自测睡眠等级

想知道自己是否有睡眠障碍？想知道自己的睡眠状况是何等级？下面这个国际公认的睡眠质量自测表，评分从无到严重，共分为 0 分、1 分、2 分、3 分 4 个等级。总分超过 10 分的，一定要引起重视啦！

自测题目	选择一（0分）	选择二（1分）	选择三（2分）	选择四（3分）
入睡时间	没问题	轻微延迟	显著延迟	严重延迟或没有睡觉
夜间觉醒	没问题	轻微影响	显著影响	严重影响或没有睡觉
比期望的时间早醒	没问题	轻微提早	显著提早	严重提早或没有睡觉
总睡眠时间	足够	轻微不足	显著不足	严重不足或没有睡觉
总睡眠质量	满意	轻微不满	显著不满	严重不满意或没有睡觉
白天情绪	正常	轻微低落	显著低落	严重低落
白天身体功能	正常	轻微影响	显著影响	严重影响
白天思睡	无思睡	轻微思睡	显著思睡	严重思睡

怎样睡个好觉

❶ 睡前呼吸法，让你躺下就睡

失眠的夜晚，数羊数到1000只还睡不着？有一套被誉为"神经系统天然镇静剂"的4—7—8呼吸法，可以让你在60秒内安稳入睡。方法很简单，用鼻子吸气4秒，憋气7秒，最后再呼气8秒。循环3次后，便可以感受到睡意。赶快试试吧！

❷ 家庭自制助眠药枕

张仲景曾记录过，根据不同使用者的身体状况将相应的中草药填充在枕头中做成药枕，长年累月使用，不仅可以满室生香，还可防病治疗、保健养生，达到长寿的目的。

①荞麦枕——保持头部清爽，具有醒脑、提神、明目的优异特性。

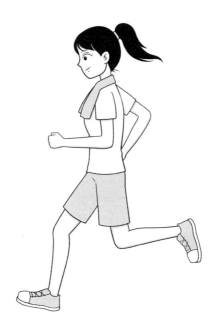

②茉莉花枕——可消除疲劳，并明显改善睡眠质量。

③菊花枕——具有疏散风热、清肝明目、消热解毒、抗菌、抑病毒的功效。

❸ 嗜睡乏力？中医教你辨证调理

工作、学习昏昏沉沉，重要的会议上总是忍不住打瞌睡？长时间犯困无力，你可能是得了嗜睡症。

嗜睡症分为 4 种类型：

①痰湿困脾型：多见于体态肥胖之人，胸闷痰多、大便不爽、身重嗜睡、舌苔白腻。可以用竹茹、半夏等燥湿健脾、豁痰开窍。

②脾气不足型：多见病后或高龄之人，神疲乏力、腹胀少食，且食后困倦嗜睡，形体消瘦或浮肿，舌苔淡白。应用人参、白术、黄芪等益气健脾。

③肝郁脾虚型：多见于长期忧愁思虑、精神萎靡之人，头昏欲睡且多梦，舌苔薄白或稍腻。应用柴胡、党参、枳壳等疏肝健脾。

④气血两虚型：多见于面色萎黄或发白之人，心悸多梦，气短懒言，舌淡嫩、苔薄白。应用黄芪、当归、人参等益气养血、醒脾开窍。

我们应该区分自己是哪种嗜睡的症状，再对症下药。

❹ 神奇安眠穴，改善失眠

造成失眠的原因有很多，大部分人的失眠是思虑劳倦、内伤心脾、心肾不交等影响心神而导致的不寐，难以入睡、容易做梦。别担心，我们耳后项部就有一个"安眠穴"，只要按摩这个穴位或配合针灸，就能很好地缓解失眠。俯卧位或侧伏时，耳垂后的凹陷与枕骨下的凹陷连线的中点处就是安眠穴，每天睡前用拇指或食指用力按压 5 ~ 8 分钟，1 周就可以改善失眠！

❺ 惊醒后失眠怎么办

你有没有睡着睡着突然受到惊吓醒来，然后再也睡不着的经历？夜寐易醒、遇事易惊，这是忧思过多造成的心脾两虚。心脾两虚的人经常会感到胸闷、气短、睡眠不佳，越来越焦虑。教你一招快速解压、安心入眠：拍打涌泉穴。涌泉穴位于足前 1/3 的凹陷处，每晚睡觉前分别拍打左、右脚的涌泉穴 120 次，以感到微微胀痛的力度为宜。这个方法搭配酸枣仁百合茶效果更佳。酸枣仁宁心助眠，百合润肺安神，治疗失眠有很好的效果。养生有道，睡个好觉！

❻ 压力型失眠如何食补调理

很多企业白领、公司高管都有失眠的烦恼，平时工作多、用脑多、精神压力大，大脑一刻不能放松，怎么睡得好觉？常在高压下，人就容易心脾两虚，虚了就睡不好，可能要两三个小时才能入睡。教你一个食补方调理压力型失眠：炒酸枣仁 30 克，党参、炒白术、合欢花各 10 克，生黄芪 6 克，用水煎服，每天 1 次。

❼ 焦虑型失眠怎么办

久坐办公室的白领们，工作多、压力大、思虑过重，下班后还要为生活焦虑，经常翻来覆去想事情，到了凌晨两三点还睡不着。教你 3 招调理焦虑型失眠。

①若是平时多梦心烦、脚冰凉、口舌生疮等，为心肾不交，应补血养心。可以适量多吃一些紫米、黑豆、鸭血、大枣、龙眼肉等食物，能够补血养血，改善睡眠。

龙眼含有非常丰富的铁质，还含有大量丰富的维生素 A、维生素 B 族及葡萄糖、蔗糖等，对于健忘、心悸、神经衰弱等不眠症都有很好的治疗作用。龙眼肉还含有一种抗焦虑的活性物质，对焦虑症有较为明显的缓解效果。

②若是失眠时烦躁心慌，可以取炒酸枣仁 50 克用纱布包好，加水适量煎煮 30 分钟后，取出酸枣仁，在煎煮酸枣仁的水中加入小米 200 克、百合 50 克，熬制成小米百合粥，再加入红糖25克，睡前 1 ~ 2 小时服用，可以宁心养肝，定气安神。

③除了饮食调理，还可以在家中盆栽百合花、梅花、兰花、牡丹等帮助入睡，这些花香都具有舒缓神经的作用，让你身心放松，尽快入睡。

不同的人有不同的睡眠问题，一定要根据个人的体质对症调理。

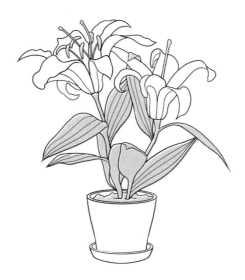

盆栽百合

记录能让你悄悄变美的小知识

· 美颜笔记 ·

记录能让
你悄悄变美的
小知识